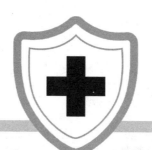

协和名医
妇科常见病必读

樊庆泊　朱　兰　主编

中国妇女出版社

图书在版编目（CIP）数据

协和名医·妇科常见病必读 / 樊庆泊，朱兰主编
. -- 北京 : 中国妇女出版社，2021.6
ISBN 978-7-5127-1913-2

Ⅰ.①协… Ⅱ.①樊… ②朱… Ⅲ.①妇科病-常见
病-诊疗 Ⅳ.①R711

中国版本图书馆CIP数据核字（2020）第193677号

协和名医——妇科常见病必读

作 者：樊庆泊 朱 兰 主编
责任编辑：应 莹 闫丽春
封面设计：季晨设计工作室
责任印制：王卫东
出版发行：中国妇女出版社
地 址：北京市东城区史家胡同甲24号　　邮政编码：100010
电 话：（010）65133160（发行部）　　　65133161（邮购）
网 址：www.womenbooks.cn
法律顾问：北京市道可特律师事务所
经 销：各地新华书店
印 刷：北京中科印刷有限公司
开 本：170×240　1/16
印 张：17.5
字 数：224千字
版 次：2021年6月第1版
印 次：2021年6月第1次
书 号：ISBN 978-7-5127-1913-2
定 价：49.80元

这是樊庆泊、朱兰两位教授的《协和名医·妇科常见病必读》一书，时隔六年，又发新声，可喜可贺！

我国发展进入了第十四个五年规划，"人人享有健康""健康中国"是我们的发展目标。对于女性同胞的健康，最重要的是预防疾病。以预防为主，科普宣传其实就是最好的预防。我们要注重身体检查，包括妇科检查，甚至要接受某些疾病的筛查。我们要树立把"医生让我去检查"，变成"我要找医生做检查"的理念。

作为医生，我们要对女性进行全生命周期的管理，或者一生的保健和诊治。从青少年、生育期，到围绝经期及老年期，都是我们要关注的阶段，也是每位女性都要留意的阶段。

本书主要讲述了妇科常见疾病防治知识，从发育到炎症，从内分泌到肿瘤，还有子宫内膜异位症、盆底器官脱垂等问题。这些都是我们广大女性非常渴望知道的，应该说也是必须知道的保健道理与防病治病的常识。

这些年，妇产科学作为一个重要专业有了很大的发展。所以，这本书里注入了很多新观念、新进展，甚至新技术、新方法，但是，我们给予大众的都是成熟的经验和成熟的认识。希望大家会从这本书里获得裨益。

祝各位幸福安康！

二〇二一年春

PART 1
常见的月经问题

PART 2
妇科炎症的保健与治疗

PART 3
性传播疾病　预防很重要

PART 4
妇科肿瘤不可怕

PART 5
你应该知道的其他妇科常见病

PART 6
妇科常见症状和病例分析

PART 1

常见的月经问题

▶ 排卵障碍性异常子宫出血

什么是正常月经

月经包括3个要素，即周期、经期和经量。月经周期是指两次月经间隔的时间，也就是这次月经的第一天到下次月经第一天的时间；经期是指月经持续的天数；经量是指一次月经出血的总量。正常月经的标准是：月经周期为24～35天，经期持续2～7天，失血量为20毫升～60毫升。如果3个要素中有一项不符合，就不是正常月经，而是异常的子宫出血。

什么叫排卵障碍性异常子宫出血

排卵障碍性异常子宫出血又称"功血"，即由于功能失调导致的异常的子宫出血。

发生功血的主要因素是功能紊乱，而不是器质性的疾病。在刚刚进入青春期的时候，很多女孩都会经历月经不调，相当一部分女孩就是因为卵巢功能尚未发育健全，还不能规律地排卵而发生了功血。即使有了规律的月经以后，也有10%～30%的女性至少出现过一次功血，到了围绝经期功血的发病率更高，据初步统计，有50%以上的女性有过月经过多的情况。有统计资料显示，功血的发病率约占妇科门诊量的10%。由此可见，月经问题是女性常见的问题，其中功血占有很高的比例。

排卵障碍性异常子宫出血分为无排卵型和有排卵型两大类。无排卵型功血在青春期及绝经过渡期比较常见，而有排卵型功血的患者则主要是处于生育期的女性。

功血是常见病，容易反复发作。长期的出血会导致贫血、感染以及不孕，影响情绪，影响正常的工作和学习。如果不及时治疗，有些患者会出现子宫内膜病变，如子宫内膜增生，严重者会发生子宫内膜癌。所以一旦诊断为排卵障碍性异常子宫出血，应该积极治疗。

什么是基础体温

基础体温测定可以间接反映女性的卵巢功能。

简单地说，基础体温就是人经过6～8小时的睡眠，早晨从熟睡中醒来，在尚未做任何事情（如起床、进食或谈话）的情况下测出的体温。这时的体温还没有受到运动、饮食或情绪变化等因素的影响，通常是人体一天中的最低体温。

生殖期正常妇女基础体温于经期后稍低，排卵日可能更低，也可能不低，排卵后由于卵泡产生黄体，基础体温升高，直至下次月经又复下降。

测定基础体温可以了解有无黄体功能，从而了解有无排卵及估计排卵日期，对卵巢功能失调及不孕等患者的诊断治疗及观察疗效甚为重要。测量时请按说明及医嘱正确执行下列各项：

测量基础体温的方法，是早晨刚一醒来，就把体温表放在舌下，测量5分钟，然后把测量的结果标注在基础体温表格上。

①置备一支摄氏度体温表，掌握读表方法，务求精确。

②将温度表放于床旁，每晚临睡前将水银柱挥低。

③每天早晨醒后，即刻测量口中体温5分钟。如能于每天早晨固定时间（如5～7时）测温更佳。测温前严禁起床、大小便、吸烟、进食、谈话等，测量后将体温记入本表内。

④如有性生活，应于表内注明。

⑤感冒、饮酒、迟睡、失眠等情形，往往会影响体温，应于备注项内写明，以作参考。

⑥周期中如有短暂的下腹隐痛、阴道点滴渗血、白带突增、性欲增强或其他异常情况，均应于备注项内注明。

⑦检查、治疗、服药开始及停止日期，应于备注项内注明。

⑧每一月经周期使用一张表格，自表格之左侧开始记录，并以×表示经期开始，前页表格可供三次周期之用，若无周期即连续记录。

排卵障碍性异常子宫出血患者要学会正确测量基础体温，了解什么是双相体温，什么是单相体温。双相体温意味着有排卵，是正常的；单相体温则说明没有排卵，是需要激素治疗的。

女性正常的基础体温应该呈双相曲线，即有高有低。排卵前体温下降，排卵后迅速升高，如果体温持续在相对低的水平，说明没有排卵。这种方法简单、易行，患者自己就能做，能帮助医生了解卵巢功能的变化，对于不孕和功血的治疗很有价值。

怎样治疗无排卵性异常子宫出血

无排卵性异常子宫出血应首选药物治疗。治疗原则是止血、调整周期、促排卵、纠正贫血以及防止子宫内膜病变。

一般有三种止血方法：性激素止血、刮宫以及辅助治疗。医生会根据患者的年龄、贫血的程度考虑具体的治疗方案。对贫血不严重的患者，一般血色素在90g/L以上，可以使用子宫内膜脱落法、肌注黄体酮或者口服孕激素，让子宫内膜彻底脱落一次，一般7～10天血净，如果出血总不能干净，需要找医生复诊，必要时做诊断性刮宫，看看子宫内膜是不是发生了病变；贫血严重且年轻的患者，适宜用子宫内膜修复法，即用大剂量雌激素让子宫内膜快速修复，达到止血目的；还有一种子宫内膜萎缩法，就是用大剂量的孕激素让子宫内膜萎缩，从而达到止血的目的，这种方法适用于年龄偏大、贫血严重的患者。

止血后的调节周期十分重要，尤其是对无排卵性异常子宫出血的患者。如果治疗功血所采用的各种方法，包括孕激素、雌激素以及口服避孕药等，都不能让患者恢复排卵，仅仅是把血止住了，功血还会复发，因此用上述方法达到止血目的后，还要去除病因，采取措施控制周期。

什么情况下需要做诊断性刮宫

虽然诊断性刮宫是一种较为常用的检查方法，但也不能滥用。专家的建议是：异常子宫出血病程超过半年，或子宫内膜厚度超过12毫米，或年龄大于40岁者，可考虑采用诊断性刮宫，以了解子宫内膜情况。当然，不是出现上述情况就一定诊刮，也可在性激素治疗1～2个周期后，根据出血或子宫内膜变化的情况决定是否诊刮。如果撤退出血不能按时干净，子宫内膜厚度没有变薄，还是要做诊断性刮宫的。需要提醒的是，对于无性生活青少年，如果阴道大量出血，药物治疗无效，需立即止血或需了解子宫内膜病理除外的内膜癌者，应与患者及家属充分沟通，知情同意后，应慎做诊断性刮宫。

无排卵性异常子宫出血有一个很大的特点就是病情容易反复，一出现大量阴道出血，医生和患者往往都比较紧张，束手无策时就考虑到要做诊断性刮宫，希望能赶紧止血。有的患者反复做，原因是没有坚持周期治疗，这是临床中常见的一种现象。如果患者能够按时随诊，规范治疗，定期用药，则完全可以控制病情，避免不规则阴道出血再发生。

不规则阴道出血能上环吗

如果药物治疗效果不理想，患者也没有生育要求，了解子宫内膜病理除外的内膜病变后，可以放置一种含左炔诺孕酮缓释系统的宫内节育器。左炔诺孕酮宫内节育器能每日释放左炔诺孕酮20微克，在宫腔内局部抑制子宫内膜的生长，有效治疗不规则阴道出血，减少月经量80%～90%，甚至出现闭经。一次放置左炔诺孕酮宫内缓释环，可有效维持5年，在欧洲国家已经应用了10余年，在我国也开始应用于临床，并得到广泛的认可。

得了无排卵性异常子宫出血怎样随诊

因为无排卵性异常子宫出血容易复发，所以很多患者都有较长时间的病史，无排卵性异常子宫出血的治疗可能是一个较为漫长的过程，对于这一点患者要有足够的精神准备，不要以为治疗一两次就好了，月经刚刚恢复正常就不再吃药了，这样极易导致功血反复发作。

治疗无排卵性异常子宫出血怎样随诊，要根据患者的病情来决定。如果是第一次出现无排卵性异常子宫出血，而且贫血不严重，一般治疗3个周期就够了；如果是反复发生的无排卵性异常子宫出血，并且还有贫血的问题，最起码要延长到6个周期，甚至更长。停药后患者还得测量基础体温，如果基础体温是双相，表示有排卵；如果基础体温是单相，就得继续治疗。如果患者没有条件测量基础体温，那么在停止治疗后的1～2个月如果没有月经来潮，也应该继续治疗。

得了无排卵性异常子宫出血还能生育吗

无排卵性异常子宫出血会导致不孕，也会带来其他的健康问题。患者要有明确的治疗目的，是为了调整月经周期，还是为了解决生育问题。目的不同，治疗方法也是不一样的。如果只是单纯地调整月经周期是不需要做促排卵治疗的，如果是为了治疗不孕，既要调整周期，也要做促排卵治疗。无排卵性异常子宫出血患者不用等到功血治愈后再生育。对于已有子宫内膜不典型增生且希望生育的患者，应该在药物治疗过程中，每3个月诊刮一次，当子宫内膜转为正常后，就能进行促排卵治疗了。如果促排卵治疗准确、到位，无排卵性异常子宫出血患者妊娠不会很困难。

单用止血药或中药能彻底治疗无排卵性异常子宫出血吗

简单、直接地说，是行不通的。

有些患者错误地认为，无排卵性异常子宫出血治疗很简单，只要不出血就是好了，于是自己凭感觉服用一些止血药物，如妥塞敏、云南白药、妇血宁等。表面上看，这些药物有一定的止血作用，病情暂时缓解了，但导致出血的原因并没有消除，特别是对于那些无排卵性异常子宫出血或正在大量出血的患者，止血治疗只能作为辅助治疗，帮助减少出血量，真正的治疗是纠正不排卵，让体内的激素水平恢复正常。所以单用止血药或中药治疗功血只能是暂时的，用性激素止血才更有实际意义。

治疗无排卵性异常子宫出血需要多长时间

很多患者在就诊时都会问大夫："我的病什么时候才能好？"治疗无排卵性异常子宫出血到底需要多长时间，这个问题很难回答。无排卵性异常子宫出血的治疗过程是相对比较漫长的，病情不同，治疗的周期长短也不一，短则数月，长则数年，甚至更长。患者和医生都要有耐心，医生不能怕麻烦，患者也不能因为担心长期吃药会产生不良反应而自行停药，医患要同心协力，共同努力。

▶ 痛　经

怎样治疗原发性痛经

原发性痛经一般不伴有潜在的疾病，无盆腔器质性病变，通常发生在年轻的女性中，随着年龄增长和怀孕、分娩，痛经程度会逐渐减轻。

原发性痛经与子宫内膜分泌的前列腺素有关。月经周期开始，子宫内膜细胞内的前列腺素就被释放出来，引起子宫肌肉的收缩。如果前列腺素分泌过量，正常的收缩反应就可能变成一种强烈的疼痛性痉挛，使血流暂时中断，子宫肌肉处于缺氧状态，从而引起"痉挛"。此外，过多的前列腺素释放也会导致肠道平滑肌的收缩，出现腹泻、恶心及呕吐。

应重视精神及心理治疗，月经期轻度不适是生理反应，可自然缓解，不需干预。

痛经发作时可以服用止痛药。一般疼痛较轻者，可适量选用消炎痛、去痛片（索密痛片）、颠茄片、布洛芬、阿托品等；痛经严重者经医生诊断后可考虑使用可待因、杜冷丁等类药物。

由于痛经患者前列腺素水平较高，所以使用对前列腺素有对抗作用的药物，成为治疗痛经的手段。常用的药物有消炎痛、布洛芬以及邻胺苯甲酸类药物（如氟灭酸、甲灭酸等），有效率可达60%～90%，另外，口服避孕药也能治疗痛经。实验研究证明，口服避孕药可抑制前列腺素的合成与释放，从而达到治疗痛经的目的。

激素是治疗痛经常用的药物。雌激素用于子宫发育不良的痛经患者；孕激素用于治疗膜样痛经。通过补充孕激素，使雌激素与孕激素重新恢复平衡，使月经期的子宫内膜得以变成碎片状剥脱。避孕药可使体内激素水平发生变化，抑制排卵，改变子宫颈黏液性状及子宫内膜的周期，有效率可达90%。服用2～3个月经周期后可考虑停药。

对于宫颈管狭窄的患者，可考虑手术治疗。目前大多采用扩张宫颈及刮宫术，用器械将子宫颈扩大以后有利于经血顺利排出，以减轻或缓解疼痛。这个手术特别适用于已婚不孕的痛经患者，还能在手术的同时对子宫内膜进行病理检查，了解卵巢功能情况及内膜有无器质性病变。据统计，约有1/4的病例可以痊愈。

怎样治疗继发性痛经

由其他疾病引起的痛经称继发性痛经。继发性痛经的特点是在初潮时无痛经，以后数年才发生痛经，大多有月经过多，不孕，放置宫内节育器或盆腔炎病史。主要是由于手术、分娩、流产、经期剧烈运动等原因造成的女性生殖器官的炎症，粘连，子宫内膜异位症等病症引起的，如子宫内膜异位症、子宫腺肌病、盆腔炎、子宫肌瘤、子宫颈狭窄、子宫位置不正、盆腔肿瘤、放置宫内避孕环等。

继发性痛经的治疗应首先针对引起痛经的疾病进行，这些病治好了，痛经也会随即消失。作为患者有必要知道引起继发性痛经的各种疾病的不同特点，以便于初步判断自己属于哪一种痛经。

　　慢性盆腔炎伴痛经的特点是，在行经前就发生严重的下腹和腰背部胀痛，等到经血流出来后，疼痛就会减轻。部分患者可有急性盆腔炎病史，可伴有低热、疲乏、精神不振、周身不适、失眠等。由于盆腔充血，可引起下腹部坠胀、疼痛及腰骶部酸痛，常在劳累、性交后、排便时及月经期前后加重，并出现月经和白带增多，卵巢功能受损害时可有月经失调，输卵管阻塞可造成不孕。

　　子宫内膜异位症引起的痛经的特点是逐年逐月加剧，医学上称之为痛经进行性加重。疼痛多位于下腹部及腰骶部，可放射至阴道、会阴、肛门或大腿，常于月经来潮前1~2日开始，经期第一日会疼痛得更加厉害，直到月经完全干净疼痛才会消失。少数患者会长期下腹部疼痛，月经期间加重，并伴有性交痛、不孕及月经失调，个别患者有便血或便秘。

　　子宫腺肌病也叫内在性子宫内膜异位症。痛经的特点与上述子宫内膜异位症相同，即痛经呈进行性加重，同时伴有月经量增多、经期延长，且大多发生在30~50岁有过生育经历的女性中。

　　子宫肌瘤引起的经期疼痛常伴有下腹坠胀、腰背酸痛等症状，且有月经周期缩短、经量增多、经期延长、不规则阴道出血的情况。

　　子宫内膜癌一般不引起疼痛，晚期当癌瘤浸润周围组织或压迫神经时可出现腹部及下肢放射性疼痛。

　　以上疾病需要将临床症状与妇科检查、B超等相互参照才能确诊。但像子宫颈狭窄、子宫内膜异位症、子宫腺肌病、盆腔肿瘤等则要靠检查才能最终确诊。

　　继发性痛经的治疗取决于原发病的类型。子宫内膜异位症是继发性痛经最常见的原因，根据该病不同的发展阶段、年龄以及是否需要妊娠，其治疗方法也不同，主要的治疗方法有手术治疗和保守性的药物治疗，如雄性激素、孕激素、口服避孕药和促性腺激素释放剂等。

还有哪些方法可以治疗痛经

尽管痛经是一种难治之症，但是医学家们探索的脚步一直没有中止。近年来，无论是在药物治疗还是在手术治疗方面，都有了一些新的进展或推荐方法（下述方法尚未获得广泛认可，仅为参考），但愿我们这里收集的信息能给痛经患者带来福音。

（1）中药

①复方丹参片：口服，每次3片，每日3次。月经干净后连服20天为1个疗程。月经期间不可服用，以免引起出血过多。

②速效救心丸：痛经发作时服用。每次含服2～5粒，30分钟后即可明显止痛，如无效，剂量可增加至每次10～20粒，视病情而定。对原发性痛经效果好。

③麝香追风膏：于痛经开始或月经前两天贴敷于小腹部、腰骶部，12小时更换1次，至疼痛消失或月经后3天停止治疗。

（2）西药

①吲哚美辛合用硝苯地平：吲哚美辛也叫消炎痛，是治疗风湿性和类风湿性关节炎、骨关节炎及腰腿痛等症的常用药，具有止痛作用；硝苯地平是治疗高血压的药物。目前两药合用，将其用于治疗痛经，能取得较好的疗效。具体做法是，于来经前2天开始服用，吲哚美辛50毫克、硝苯地

平10毫克，每日3次，连续服用7天。服药2～3个疗程可取得明显效果。

患有痛经的女性大多会前列腺素增高，引起子宫不规律收缩。吲哚美辛能减少前列腺素的释放，硝苯地平又能降低细胞内钙离子浓度，抑制肌肉不正常收缩，所以治疗痛经非常有效。但应注意的问题是，吲哚美辛对胃肠道有刺激作用，所以不宜空腹服用，胃酸过多、胃溃疡患者应慎用；硝苯地平有降压作用，个别患者夜间或空腹服药后可出现心慌、汗多等虚脱症状。由于吲哚美辛能减少前列腺素的释放，所以应在月经来潮前开始服用，痛经发作时往往前列腺素已达到较高水平，此时开始服药不会立即奏效。

②沙丁胺醇（舒喘灵）：月经来潮前第二天至第三天开始口服盐酸沙丁胺醇2.4毫克～4.8毫克，1日2次，连服4～6天；症状较重者加服吲哚美辛25毫克，1日3次；精神过度紧张者加服安定2.5毫克，1日2次。

③盐酸可乐定：盐酸可乐定25微克，1日2次，在经前到行经期连服14天为1个周期。此药通过降低外周血管的收缩反应，使子宫动脉收缩舒张平衡失调得到恢复。

（3）手术

①介入疗法：适用于子宫腺肌病。介入疗法可阻断病灶的血流供应，使异位的子宫内膜坏死而达到根治的目的，创伤小，无须开腹切除子宫，恢复快，绝大部分患者能达到明显减轻症状的目的。

②腹腔镜手术治疗：手术可对子宫内膜异位症的病灶用电烧法进行治疗，同时可行子宫骶神经消融术和骶前神经切断术，主要适用于盆腔中线部位的疼痛的治疗。

痛经患者怎样进行生活调理

每当和痛经患者谈起生活中的注意事项，她们中的大部分人会不以为然，认为治疗是医生的事儿。对此还是看看我们在生活中遇到的例子吧！

例1：一位长期在写字楼工作的白领女性，为了保持身材苗条，参加了一个健身俱乐部，结果在当月，久治不愈的痛经居然减轻了许多，之后继续保持运动，痛经基本痊愈了。她说："很多药我以前都服用过，就因为它们毫无效果，才使我放弃了治疗，没想到健身运动让我得到了意外的收获！"

例2：曾有一位30多岁的女性，大学毕业后被分配到一家大企业，由于出色的业绩，很快步入企业管理阶层，这时她才意识到自己不适应这里复杂的人际关系。由于与企业合同尚未到期，所以不能调离，精神上的压力一直困扰着她。但她自己从未注意到这与折磨了她几年的痛经有什么关系。去年，她跳槽到了一家外企，宽松的工作环境，令她挥洒自如的工作岗位，使她的心情不再压抑，过去的烦恼一扫而光，而痛经竟然也不治自愈了。她对医生说："过去我看病时，对医生说的要注意精神调理的话，一直不在意，原来心情愉快也是治疗痛经的灵丹妙药啊！"

近些年，医学家们也注意到了生活方式与痛经的关系。他们通过调查发现：随着现代社会的发展，痛经患者多是那些生活条件优越、高收入、高学历的女性人群。缺乏运动，精神重压，不良饮食习惯，性生活不洁以及不注意经期卫生，避孕失败导致的多次人流等因素，都是诱发痛经的主要原因。这些因素不祛除，药物的治疗就犹如隔靴搔痒，而生活中形成的某些习惯常常使人沉溺其中而不自知，譬如精神上的压力，它不像突发的恶性事件那样显而易见，而是犹如淡淡的阴影、时隐时现的浮云，令人挥之不去，在不知不觉中困扰着人，这种长期的压抑、紧张、孤独、忧郁，会使人的神经系统、内分泌系统发生紊乱，体内的传导信号常常会发生传输、运转方面的错误，久而久之，生病也就在常理之中了。又如，那些贪吃冷食的女孩，她们并没有意识到，过多的冷饮吃到肠胃里，会影响下腹部盆腔的血液循环，造成经期子宫异常收缩，从而引发痛经。尽管医学家们一再告诫，运动可以增强人的抵抗力，增加对疼痛的耐受程度，但这并没有引起痛经女性的注意。就拿子宫内膜异位症来说，它的病因之一是经血倒流到盆腔引起疼痛，但医生发现，80%左右的女性都有经血倒流的现象，但不是所有人都因此而患上子宫内膜异位症，那些缺乏运动、心情压抑的女性更易成为痛经的受害者。由于机体免疫力下降，身体免疫系统不能清除流注到宫腔以外的经血，为子宫内膜异地种植腹腔提供了条件。同时缺乏运动也可使人对疼痛的耐受力减弱，使痛经患者雪上加霜。由此看来，减轻症状，从改变生活方式做起应该引起痛经患者的重视。

下面的一些建议，也许是老生常谈，但通过上面的介绍，读者应该知道它们对于治疗痛经有多么重要。

①避寒冷：大部分痛经患者的病因与感受寒冷有关，在寒冷的天气里不注意保暖，夏日贪食冷饮，都可以引起痛经。在行经时尤其不能吃雪糕、饮冰水，不能涉水、洗冷水浴或游泳。

②讲卫生：某些痛经是由于不注意个人卫生所引起的，如经期性交、外阴不洁、细菌上行感染等所引起的子宫内膜炎、宫颈炎、子宫内膜结核等。在经期，盆腔血液循环增加，丰富的血液供应导致病菌大量繁殖，造成炎症加重，于是出现痛经。

讲究个人卫生，特别是月经期的卫生，对于痛经的康复有着很大帮助，一定要禁止经期性交、坐浴等。平时要勤洗外阴部，注意冲洗阴道；

要穿纯棉透气的内裤，而且要每天换洗；卫生巾、护垫要清洁，杜绝细菌上行感染。

另外，来月经期间经血量多时要及时去卫生间排解，因为痛经患者子宫内膜内的肾上腺素较多，不及时排出经血会使经血中的肾上腺素被重新吸收回子宫，造成子宫内肾上腺素水平增高，引起强烈宫缩。

③**重饮食**：一般来讲，痛经患者不宜过多食用寒凉性质的食物，如海鲜、鸭肉等。可多食用一些温热、行气通瘀的食物，如牛羊肉、荔枝、生姜、橘子、萝卜、茴香、山楂等。川椒、桂皮、八角等热性作料可在炖肉、煲汤时加入。以上食物性温热，在妇科炎症的急性期不宜过多食用。

每天摄取适量的维生素及矿物质，痛经症状也可以减轻。可以通过多吃坚果，如开心果、腰果、松子、瓜子以及蔬果等补充。

④**适量运动**：这一点对于那些长期在写字楼、办公室工作的女性极为重要，同时，奉劝那些整日从事繁忙家务的女性，不要以为做家务很费力气，就等于是在运动了，其实这与运动锻炼完全是两回事儿。只有运动才能使女性健康，登山、游泳、郊游、打球以及去健身房，选择一项你自己喜爱的运动，会使你的体质大大地改善。当你身体的防御系统变得坚固起来的时候，病魔就会悄然退却。

⑤**调情志**：聪明的女人应该学会让自己快乐。当周围环境给我们带来压力和烦恼的时候，要想办法化解，善于摆脱困境才能使自己得到解脱。精神上的压力可导致痛经，而长期痛经的患者每至月经来临时又会加剧精神负担，使自己陷入恶性循环。因此，放松心情，抛弃烦恼，保持身心愉悦，对痛经患者来说是非常重要的。对于那些精神负担过重不能自我排解者，可寻求心理医生的帮助。

改变饮食习惯可能对痛经及慢性疼痛有益

①**多吃有抗炎功效的食物**：改变饮食习惯，常规添加抗炎食品是一种尝试减轻疼痛并避免高剂量药物潜在副作用的自然方法。Omega-3脂肪酸（一种多元不饱和脂肪酸，如在鲑鱼、鲱鱼、鲭鱼和金枪鱼中大量发现的一种脂肪）可减轻炎症，特别是在类风湿性关节炎和非类风湿性关节炎的关节痛患者中减轻疼痛的效果较明显。一项研究还发现，即使通过药物控制炎症，Omega-3脂肪酸仍可减少因炎症以外的因素引起的残留疼痛。这些发现使研究人员得出结论，Omega-3脂肪酸在类风湿性关节炎的早期阶段可能是有益的。

但是，并非所有脂肪酸都是相同的，Omega-3脂肪酸与Omega-6脂肪酸（来自棕榈、大豆、油菜籽和向日葵）二者的比例也很重要。一项针对饮食中Omega-6脂肪含量高于Omega-3脂肪含量的膝关节骨关节炎患者的研究显示，与那些饮食中Omega-3脂肪比Omega-6脂肪含量高的人群相比，这些患者的疼痛和身体局限性更大。因此，饮食中不同脂肪的平衡与所吃脂肪的类型和数量对人体一样重要。

②**初榨橄榄油和特级初榨橄榄油**：健康食用油与不良健康食用油的区别在于油中不同类型脂肪酸的组成，以及这些脂肪酸如何平衡饮食中的其他脂肪。在用于烹饪使用的油中，橄榄油（尤其是初榨和特级初榨橄榄油）在促进身体健康和控制炎症方面较为有效。初榨橄榄油包含一种被称为油橄榄醇的植物化学物质，已显示出与非甾体抗炎药（NSAID）如布洛芬相似的抗炎作用，同时，坚果和鳄梨油也具有抗炎作用。

③**植物性饮食**：地中海饮食（Mediterranean diet）一词起源于1970年，它所指的是围绕着地中海沿岸国家的主要饮食模式，其特点是高纤维

素、高蛋白、低脂、低热量。多项研究表明,健康的地中海饮食能有效降低心血管疾病、帕金森综合征和阿尔茨海默病以及糖尿病的发生率,降低癌症的死亡率。传统的地中海式饮食,富有坚果中的健康脂肪,食用单不饱和橄榄油和富含Omega-3脂肪酸的海鲜,可以被称为"止痛饮食",它结合了所有已知的抗炎食品,例如,新鲜蔬菜、水果、豆类和谷物,并且自然平衡。研究发现,从典型的美国饮食转向包含更多鱼类和植物蛋白的地中海式饮食,可以降低与慢性炎症相关的血液指标,甚至可以减轻与肥胖的相关额外疼痛。为帮助减少炎症,增加饮食中的纤维并改善整体健康,应以高蛋白植物性食品如豆类、坚果和全谷类食品代替饮食中的部分或全部肉类。

④**水果与蔬菜**:多种黄色、橙色和红色的蔬菜和水果(如胡萝卜、南瓜、西红柿、哈密瓜、西瓜和桃子)因含有称为类胡萝卜素的植物化学物质而会产生抗炎效果。研究表明,富含类胡萝卜素的饮食可以减轻中枢神经系统的炎症。

黄色、橙色和红色的蔬菜和水果(如胡萝卜、南瓜、西红柿、哈密瓜、西瓜和桃子)从一组称为类胡萝卜素的植物化学物质中获得色彩。它们亮丽的颜色可以为食物增色,同时,类胡萝卜素还可以作为抗氧化剂,帮助在细胞水平上抗击疾病。如番茄红素是一种高浓度的在西瓜和番茄产品中发现的类胡萝卜素,也可以预防与衰老相关的脑部疾病。

⑤**富含花青素的水果**:几乎所有水果都适合添加到饮食中以减轻炎症,尤其是樱桃和浆果,它们含有被称为花青素的植物化学物质。这些相同的植物化学物质可使樱桃和浆果及其汁液呈现深红色、蓝色和紫色,可以作为抗病抗氧化剂和抗炎化合物。研究发现,花青素,特别是樱桃中的

花青素，有助于预防与类风湿性关节炎、关节炎、痛风和动脉粥样硬化有关的炎症，以及运动导致的肌肉损伤而引起的炎症。花青素还存在于红色和紫色的葡萄、黑色或紫色的李子及红色卷心菜中。

⑥**获取更多的镁**：镁缺乏症与全身性炎症相关，美国的一项调查表明，大约一半的美国人没有达到每日建议的镁摄入量，即男性服用400毫升～410毫克或女性服用310毫升～320毫克镁的量。日常生活中镁含量较高的食物包括坚果（杏仁、花生）、深绿色叶菜（如菠菜）、豆类、全谷物、酸奶和鳄梨，建议在食谱中适量添加。

⑦**益生菌食品**：益生菌食品（如酸奶、泡菜和新鲜的酸菜）可以使肠道内充满"好"细菌。存在于消化道中的健康细菌的自然种群（被称为肠道微生物组）通常有助于抵抗肠道炎症和其他肠道问题。不健康的饮食或不恰当地使用抗生素等药物可能会改变和破坏肠道微生物组。益生菌食品具有活跃的细菌培养能力，例如酸奶、泡菜和新鲜的酸菜，它们可以帮助肠道平衡并补充"好"细菌，从而使肠道微生物组恢复健康。香蕉、燕麦片、豆类和其他碳水化合物等食物含有"益生元"，这些物质有助于滋养益生菌，因此在抗炎饮食中同样重要。

⑧**维生素的添加**：研究发现，饮食的改变和维生素疗法能够减轻痛经。一项系统评价研究显示，维生素B_1（100毫克／天）、维生素B_6（200毫克／天）和鱼油补充剂（1080毫克二十碳五烯酸、720毫克二十二碳六烯酸和1.5毫克维生素E）中的每一种补充剂均能比安慰剂更有效地缓解疼痛。因此，在饮食调整的同时，可以考虑添加多种维生素，也有可能缓解痛经问题。

⑨**生姜、维生素D和维生素E治疗痛经**：一项发表于*Obstetrics & Gynecology Science*（美国出版的一本医学类期刊）的临床实验研究了

生姜及维生素D、维生素E在治疗痛经方面的效果。该研究纳入了200名18～25岁患有轻度至重度痛经的年轻女性，以VAS疼痛评分（即视觉模拟评分）法进行痛经程度评分。结果发现，治疗前各组VAS评分无明显差别；治疗1个月及2个月后再评估，各组痛经程度均明显降低（P<0.001），且降低幅度存在明显差异。生姜组降幅最大，之后依次为维生素D组、维生素E组和安慰剂组。

生姜治疗痛经的机制目前尚不明确，此前已有多项研究发现其能明显减轻痛经症状，某种程度上可作为痛经药物的替代品。2009年Ozgoli等人针对150名痛经学生进行研究发现，生姜在缓解疼痛方面的效果同布洛芬及甲芬那酸并无明显差别。这两种药都属于非甾体类抗炎药，是治疗痛经的主要药物，有效率在80%左右，但是相关的副作用有些明显。

既往研究证明，维生素D可有效缓解痛经。Lasco在研究中发现，单次高剂量维生素D可使疼痛程度降低41%，且痛经越严重效果越明显。另有研究发现，维生素D在其他月经相关性疼痛方面有疗效，如经前期综合征、纤维肌痛及子宫内膜异位症，具体机制仍在探索。

维生素E缓解痛经症状的作用可能与β－内啡肽类似物的增加有关。2018年，Sadeghi等人报道称维生素E和Omega-3联合应用可降低痛经的疼痛程度，其中Omega-3所发挥的作用就是抑制前列腺素的合成。

痛经，喝绿茶还是红茶比较好

痛经是年轻女性的常见症状，有研究表明，我国女大学生群体中出现痛经症状的占56.4%，其中6.5%自述症状难以忍受。中国是茶的故乡，

对茶的发现和利用已有4700多年的历史，有关其药用价值的记载可追溯至
《神农本草经》。那么，茶与痛经之间有怎样的关系呢？

　　近期，一篇发表于 *BMJ Open* 期刊上的文章探讨了中国育龄女性喝茶
与痛经的关系。这项研究共纳入1152名育龄女性。她们对茶的消费量通过
一个结构化的问卷进行评估，内容包括茶的类型及饮用量，同时记录参
与者的月经特征。在所纳入人群中，饮茶者占34.5%。研究人员对相关因
素调整后发现，喝茶者轻度痛经的发生率降低了32%；与不喝茶的女性相
比，每天喝茶3～5杯的女性，发生轻度痛经的比值降低一半；饮茶年限与
饮茶者痛经严重程度之间无明显关系。饮用绿茶者痛经的发生率较低（尤
其是中重度痛经）；饮用乌龙茶者痛经概率相对较低，但并不显著。该研
究认为，女性在日常生活中喝茶有助于缓解痛经，每天喝茶3～5杯的人比
不喝茶的人患轻度痛经的可能性低51%。一项针对埃塞俄比亚440名女大学
生进行的小型横断面研究表明，每天喝茶4杯以上的人痛经患病率是不喝
茶的人的19倍。

　　研究报道，绿茶对缓解痛经有帮助，但是红茶却没有。一项针对729
名土耳其育龄女性的横断面研究显示，喝茶与痛经之间没有关联，因为其
传统茶是红茶。

　　那么这一现象的原因是什么呢？有研究发现，绿茶中的儿茶酚是缓解
痛经的关键所在。绿茶、乌龙茶和红茶三种茶的氧化工艺流程（即发酵）
不同，绿茶未经发酵，乌龙茶半发酵，红茶则完全发酵。儿茶酚不稳定，
对氧化敏感，因此绿茶富含儿茶酚，其次是乌龙茶，而红茶中的含量则低
得多。绿茶很有可能通过抑制前列腺素水平而缓解痛经。然而，需要注意
的是，尽管绿茶可能对痛经有很好的疗效，但月经期间喝茶也会有副作
用。茶中富含儿茶酚和丹宁酸，两者结合，会影响铁的吸收。月经期女性

因出血失铁，不宜大量饮茶。

运动对于改善痛经有帮助吗

痛经是年轻女性身体较常见的症状之一，除了身体健康方面，痛经还影响患者的社会生活。近期，一项研究评估了痛经对大学生生活质量的影响。

该研究共纳入302名西班牙女大学生，纳入人群的平均年龄是20.3岁。在302名学生中，23.5%没有痛经，而76.5%有痛经。相比于痛经患者，无痛经者日常跑步或做普拉提训练等运动的概率更高，研究者认为体育活动是痛经发生的保护因素。另一位研究者的综述还提到，不同的体育活动，包括普拉提，被认为对患有慢性疼痛成年人的疼痛管理和生活质量的改善有潜在益处。许多研究支持体育活动有助于改善痛经的相关症状，因此建议痛经患者常进行体育活动。然而，对于哪项运动是最好的运动，或者应该花多少时间来运动才有助于缓解痛经症状，各研究仍然没有定论。体育锻炼看来是痛经发病的一个保护因素，妇科医生应告知患者，体育锻炼可能是治疗原发性痛经的有效方法。

在笔者的研究中，痛经和非痛经的女性在疼痛/不适维度上存在显著差异，大多数女性认为疼痛是最使人丧失生活能力的因素，甚至是导致生活质量下降的唯一原因。该研究人群由大学年轻女性组成，她们参与社会活动的能力有所降低，缺勤概率增加，对学业成绩也产生了负面影响。此外，各种流行病学研究认为，体质指数（BMI）与痛经有关。在我们的研究中，根据女性的BMI进行分组，结果在BMI较低的患者中，生活质量得分较低。

痛经严重影响着年轻女性群体的生活质量。治疗痛经的目的是应用循证治疗，包括综合治疗，以达到最佳的临床效果。非甾体类抗炎药物是一线治疗手段；体育活动对于疼痛管理及生活质量的改善有潜在的益处，可能是痛经发病的一个保护因素，但是对于哪项运动是最好的运动，运动的强度及时长，目前仍没有定论。其他方式的治疗因文化而异，疗效及副作用尚需进一步研究和印证。考虑到痛经的高发病率及其对生活质量的影响，促进年轻女性养成健康生活方式、加强自我保健应成为全社会卫生保健的目标之一。

体能康复有助于慢性盆腔痛患者的康复吗

多个国家的相关研究发现，对于慢性疼痛患者如痛经患者，建议使用运动疗法进行有目的的体能康复。运动疗法是治疗慢性疼痛的常用方法，研究表明，屈曲运动、伸展运动、等速强化机械肌肉训练和集体有氧低冲击运动对治疗或缓解痛经都有好处，相对低价的团体有氧运动/伸展运动与更传统的物理疗法和肌肉调理相比，锻炼结果没有显著差异，这表明低成本的替代方案可能也是有效的。

大多数慢性疼痛的病人会由于缺乏运动而失去体力，建议慢性腰痛患者进行娱乐性或正式性的锻炼。对于亚急性腰痛患者，分级、逐步进行的锻炼计划已被证明能有效减少工作缺勤。

老年患者也可以受益于体能康复计划。美国老年协会运动和骨关节炎小组鼓励人们进行轻至中等强度的体力活动，对慢性病患者具有预防作用，能促进健康和功能恢复。被动运动模式（超声波、束腰衣、牵引）的有效性证据有限，只能与主动运动项目一起使用。随机对照试验支持用按摩治疗某些类型的疼痛，按摩的最佳数量和持续时间还有待确定。接受按摩的腰痛、膝关节骨关节炎、青少年类风湿性关节炎和纤维肌痛患者的疼痛评分降低。患者应学会自我管理技巧，包括使用冰敷、热敷和按摩来放松，以帮助管理疼痛。

有规律的体育活动和锻炼是健康生活方式的重要组成部分。除了在慢性疼痛患者中起到减轻疼痛和改善功能的作用外，还有益于关节炎、心脏病和糖尿病患者的身体健康，它有助于控制高血压、平衡问题和行走困难。最近的一项前瞻性队列研究涉及416175人，平均随访8年，结果指出，每天15分钟的中等强度运动可能有助于提高生活质量和延长预期寿命。

▶ 月经不调

什么是月经不调

月经不调是指与月经有关的多种疾病，凡是月经的周期、经期、经量、经色、经质出现异常的现象，或伴随月经周期前后出现的难以忍受的症状，统称为月经不调。它们主要包括：

①**月经稀少**：月经周期超过35天的子宫出血。

②**月经频发**：月经周期短于21天的子宫出血。

③**月经过多**：月经量多或经期延长的有规律的周期性子宫出血。月经量超过正常出血量，每次行经超过80毫升出血量。

④**月经不规则**：月经周期不规则，一般经量不太多，表现为月经有时提前，有时错后，没有规律。

⑤**不规则月经过多**：经量过多，经期延长，周期不规则。这种月经不调常见于功能失调性子宫出血，有时出现在几个月的闭经之后，突然经血如注、淋漓不尽。

⑥**月经过少**：月经量减少，经量少于5毫升，周期有规律。

⑦**排卵期出血**：一般为月经中期出血，经常出现在两次正常量月经之

间的少量阴道出血。

⑧**痛经**：在月经来潮之前几天，或月经期，或月经已干净后出现子宫痉挛性疼痛，伴腰酸、下腹部或腰骶部疼痛，疼痛的轻重程度不同，严重者可影响生活和工作。

⑨**闭经**：为妇科疾病中的常见症状，通常分为原发性闭经和继发性闭经。原发性闭经是指年龄超过16周岁，女性第二性征出现但月经尚未来潮，或年满14岁仍无女性第二性征出现者，约占5%；已行经而又月经中断，不来潮时间超过6个月以上者，或根据自身月经周期计算停经3个周期以上者称为继发性闭经，占95%。

⑩**经前期紧张综合征**：在经前周期性出现一系列症状，影响女性日常工作和生活，涉及躯体、精神及行为的综合征，月经来潮后可自然消失。这些症状可单独出现或几个症状同时出现。常见的症状有乳房胀痛、头痛、腹泻、口腔溃疡、眩晕、皮肤风疹块、发热、鼻腔出血，情绪异常如抑郁、烦躁、失眠等。

⑪**绝经综合征**：绝经指卵巢功能停止致永久性月经停止状态。一般停经后12个月随诊方可判断绝经。绝经综合征指女性绝经前后出现的一些与绝经有关的症候，如眩晕耳鸣、潮热汗出、心悸失眠、烦躁易怒、面部或下肢浮肿、溏便、月经紊乱、情志不宁等。

月经关系到女性的生育和健康，而生育与健康又关系女性一生的幸福，所以当它出现异常时，及早诊断和治疗就显得尤为重要。

放环后月经不调怎么办

有的女性放置节育环后的一段时间内会有月经过多的现象，如果出血量没有超过原来经量的一倍，月经周期不少于20天，或者经期不超过7天，都属正常现象。然而若在放环后经量超过原来月经量的一倍以上，周期缩短至20天以内或经期延长超过7天者，就不正常了。

有10%～15%的人放宫内节育器后出现月经过多、经期延长、月经周期缩短或不规则阴道流血，其原因是不合适的宫内节育器压迫子宫内膜引起局部少许组织坏死以及炎症反应所致。有的女性原来患有盆腔炎症，治疗后无自觉症状但未彻底治愈，放环后的异物刺激使原来的炎症又"死"而复"生"，导致经血增多。另外，宫内节育器可以激活子宫内膜组织内的纤维蛋白溶解酶，而这种被激活的纤维蛋白溶解酶是一种溶血因子，不利于局部凝血功能，小血管总堵不住，当然就会出现月经增多以及不规则阴道流血。

临床上，这种疾病的处理并不复杂。首先，医生在排除各种内科出血性疾病及肝脏病之后，可以进行止血及消炎治疗，如用维生素C、维生素K、云南白药及止血敏等止血；同时，服用乙酰螺旋霉素或甲硝唑、头孢拉定等药物消炎，防止因出血造成抵抗力下降而使炎症蔓延；如果治疗两个月左右仍然不愈，应考虑取出宫内节育器。要注意的是，在取环的同时，应做一个诊断性刮宫，这样可以将坏死的、有炎症的子宫内膜组织全部消除，达到迅速、彻底止血的目的。同时，刮出的子宫内膜要送病理检查，排除恶性病变的可能。

人工流产后出现月经不调怎么办

人工流产后卵巢一般可在22天内恢复排卵功能，1个月左右月经来潮。但有少数女性在人工流产后出现经期延长、周期长短不一、闭经等月经失调现象。这种情况一般在2～3个月后恢复正常，少数人持续时间更长。这种情况与以下几方面因素有关：

①人工流产术后突然终止妊娠，身体内分泌系统发生变化，使卵巢一时不能对垂体前叶的促性腺素发生反应，因而出现月经失调及闭经。同时由于人流前后处于过分紧张、恐惧、忧伤等情绪中，神经内分泌系统抑制了下丘脑、脑垂体、卵巢的功能，从而导致月经异常。

②人流手术吸宫所致的手术创伤，使子宫内膜功能层受到破坏，出现月经延迟、过少甚至闭经。

③人流术后由于抵抗力下降或过早性生活并发子宫内膜炎，使子宫腔因炎症而产生粘连，也可导致月经量少或闭经，患者术后大多有发热、下腹痛等伴随症状。

④在吸宫过程中，若吸管过于频繁出入宫腔，损伤宫颈管黏膜，使宫颈管粘连，致经血不能排出而见下腹闷痛；若不及时治疗，则呈周期性下腹痛，但无月经来潮。

上述"①""②"中的情况一般可在短期内恢复，如果不恢复可采取雌、孕激素周期性治疗，促使子宫内膜生长，并可防止再粘连。在治疗中发现，用中药调理效果也不错。对术后感染者可应用抗生素治疗。对宫颈管或宫腔粘连者可用探针或分离器或宫腔镜下分解粘连。

对月经量少、闭经治疗无效者可采取术后放置节育环的方法。一般经上述治疗绝大部分患者月经可以恢复正常。

▶ 月经过多

出血过多，总来月经是怎么回事

如果来月经很频繁，周期常常短于21天；或行经时间超过7天；或每次行经出血量很多，往往需要用很多卫生巾。以上情况中有一种出现，或同时出现，就属于异常的子宫出血。伴随着月经频发、出血过多，还会出现一系列的症状，如头晕、乏力、心悸、失眠等。出血过多还会导致贫血，严重时还可发生出血性休克而危及生命。

月经淋漓不止或月经频繁，会令人惊恐不安：为什么出血这么多，月经为什么这么频繁？

这时，首先要找一找自己有无引起出血过多的全身性疾病，如再生障碍性贫血、血小板减少性紫癜、白血病等。如果有以上疾病存在，那么由于凝血机制发生了问题就会造成全身出血，月经过多仅仅是这些疾病的伴随症状，而你的生殖器官和内分泌功能并没有异常。

还有一种情况就是生殖器官本身的问题了，如子宫输卵管部位的炎症、宫内节育器反应、应用性激素或避孕药不当、外伤伤及生殖器等都可引起子宫不正常的出血。中年女性出血过多可能与子宫肌瘤、宫颈癌、子宫内膜腺癌、颗粒细胞癌或卵泡细胞癌等疾病有关。

还有些阴道不规则出血与妊娠有关，如妊娠早期出血，多见于各种流产、宫外孕、葡萄胎、绒癌；妊娠晚期出血多见于前置胎盘、胎盘早剥、子宫破裂；产褥期出血，多因胎盘胎膜残留、胎盘附着部位复旧不良、子宫复旧不良等。

对上述疾病引起的月经过多，首先要针对这些疾病进行治疗，才能彻底消除出血过多的症状。

排卵障碍性异常引发的出血过多

如果经过认真全面的检查并没有发现疾病，却长期出现不正常的子宫出血，应该考虑是排卵障碍性异常导致的子宫出血。这种情况就是由于控制月经的神经内分泌功能出现了异常而引起的。青春期少女出现的月经过多，大部分属于这一类；已婚女性在经过认真全面的检查后，未发现任何疾病，也应考虑排卵障碍性异常引起子宫出血的可能。

那么，为什么会发生排卵障碍性异常引起子宫出血呢？要回答这个问题，首先要从每月一次的子宫内膜变化说起。

每个月经周期子宫里发生了什么？

月经来临时，子宫内膜开始随着经血脱落排出，这时，卵巢还继续分泌雌激素，在雌激素的作用下，内膜又开始生长；在月经期，子宫内膜一边脱落一边修复，至月经结束时，子宫内膜的厚度大约为1毫米；月经结束后，子宫内膜的增长加快，血管也随着内膜一同生长，至排卵前可增生至1毫米～3毫米；此时雌激素开始撤退，卵子排出。排卵后卵巢分泌雌激素和孕激素两种激素，雌激素使子宫内膜继续增生变厚，孕激素则使子宫内膜的增生受到抑制，使它内膜中的腺体增大，间质增多，好像在与子宫内膜争地盘，不让子宫内膜无限制地增长，同时又对内膜起到支架作用，使子宫内膜更加致密、坚固。在月经前期子宫内膜在雌激素、孕激素的共同作用下可增厚至10毫米。

如果精子与卵子相遇，则内膜继续增长，为胎儿发育创造良好的环境；如果卵子没有与精子相遇，卵巢开始抑制雌激素、孕激素的分泌，这时雌、孕激素突然撤退，子宫内几乎没有孕激素的存在，而雌激素水平也降至一个月的最低点，子宫失去了性激素的刺激，内膜开始萎缩脱落，血管破裂，内膜与血液混在一起从阴道而出，形成月经血。

以上是正常情况下的情形，那么，现在让我们看一看另外的情况。

第一种情况：假如卵巢没有排卵，也就不能同时分泌雌、孕两种激素，那么子宫内膜只受一种激素即雌激素的刺激，内膜不断增生，由于没有孕激素与之对抗，内膜增生时没有致密、坚固的支架做支撑，组织非常脆弱、血管增长过多，很容易发生部分内膜自发性破溃出血，出血后内膜开始自行修复，一处未补好而另一处又出现自溃出血现象。待雌激素撤退时，整个子宫内膜又开始脱落，真正的月经又来了，由于出血时间长，出血量多，使子宫内膜不易自行修复。子宫内长期存在的大量破碎的内膜激活了血管内纤维蛋白溶解酶，它使修复血管破口处的血小板也同时被溶解，这就使破损部位不易形成血凝块，血管无法被堵住，进一步加重了出血。此时正常的秩序被打乱，子宫里内膜脱落此起彼伏，溶血与凝血相互对抗，一片混乱景象。我们看到的情形就是阴道出血没有一定的周期，行经时间长短不一，有时淋漓不尽，有时大量出血。这种情况医学上称为无排卵性功能失调性子宫出血，多见于青春期少女和更年期女性。

　　第二种情况：假如卵巢有排卵，但排卵后雌、孕激素分泌不足，对子宫内膜的增生缺乏后续的支持，造成子宫内膜只受排卵前雌激素的影响而有少量的增生，后期增生尚未达到应有的厚度，雌、孕激素便早早撤退，内膜因缺乏雌、孕激素的支持而提前脱落，这就形成经血过早排出，但出血量不是很多的情况。这种月经周期缩短的表现，临床称月经频发。这种情况称为黄体功能不足引起的排卵性月经失调，多发生于育龄期女性。

　　第三种情况：假如有排卵，排卵后雌、孕激素的分泌也正常，内膜增生过程良好，但雌、孕激素不是迅速撤退，而是恋恋不舍，使整个撤退期延长。内膜一方面因激素撤退而脱落出血；另一方面又不断受残留激素的刺激而增生，造成内膜不能如期完成脱落过程，表现为月经周期正常而行经时间延长，且出血量增多。这种情况称为子宫内膜不规则脱落。

　　第一种情况多发生于青春期少女和绝经期女性，但发病原因完全不同，在青春期是由于神经中枢与卵巢之间尚未建立稳定性的调节关系，信息链接不稳定，造成卵巢不能排卵；而绝经期则是由于卵巢功能衰退，无卵可排，所以造成无排卵性功血。在治疗上，采用内分泌治疗极为有效。青春期以调整月经促排卵为主，生育期以调整月经辅佐黄体功能为主，绝经期则以减少出血量诱导绝经为主。

　　第二种情况多发生于整个育龄期女性。正常情况下，卵巢排卵后，卵子的外壳——卵泡退变成黄体，由黄体分泌雌激素、孕激素，刺激子宫内膜增生、变厚。由于神经内分泌功能紊乱，导致排卵后激素分泌减少，子宫内膜缺乏足够的性激素而停止增生，于是提前脱落出血。治疗以促进黄体功能为主，多采用激素治疗。

　　第三种情况也发生于育龄期女性。由于下丘脑—垂体—卵巢调节紊乱，引起黄体萎缩时间延长。治疗以促进黄体功能、补充孕激素为主。目的是使黄体及时萎缩，内膜完整脱落。

对患者而言，如果出现月经过多、月经周期缩短、行经时间延长等情况，你应该怎么办？

当然要去看医生。就诊前要仔细回忆自己的月经来潮时间、结婚时间、生育情况、避孕措施，月经从何时开始不正常，月经有无规律的周期，行经时间几天，出血量多少，每月用几包卫生巾，经血颜色深浅，有无血块，以往有无停经史，有无生殖器疾病，患病前有无精神紧张、情绪打击等因素，治疗经过、用药情况等。如果你有任何全身疾病，如肝病、血液病、高血压、贫血等，也是极为重要的资料。将上述情况提供给医生，可作为诊断疾病的重要依据。

月经过多的自我调理

月经过多的患者应该怎样配合医生的治疗呢？

①对于患有全身疾病的患者，在治疗原发病期间，应注意增加营养，多休息。

②对于患有生殖器疾病的患者，在治疗妇科疾病的同时，要注意外生殖器的卫生清洁。月经期绝对不能性交，避免感染。内裤要柔软，最好是棉质，通风透气性能良好，要勤洗勤换，换洗的内裤要放在阳光下晒干。

③对于神经内分泌功能失调性子宫出血的患者，则要注意精神、情绪方面的调节。因为月经病不是一种单一的妇科范畴的疾病，它与神经系统的关系极为密切。精神紧张、情绪变化，常可引发月经不正常，而药物的作用常常不能从根本上解决问题。因此，在治疗月经病时，必须保持精神愉快，避免精神刺激和情绪波动。如果是少女初潮，则更没有必要紧张，

随着下丘脑—垂体—卵巢轴逐步稳定完善，月经就会正常起来。

④寒冷可引起血管收缩，所以，出血期不宜吃生冷、酸辣等刺激性食物，注意保暖避寒。平时必须增加营养，如牛奶、鸡蛋、豆浆、猪肝、菠菜、猪肉、鸡肉、羊肉等，增强体质。

▶ 月经稀发

为什么会有月经稀发的情况

　　月经周期后延，不能按期来潮，医学上称月经稀发。凡月经周期在36天至6个月之间者，均可诊断为月经稀发。病因可能是卵巢内的卵泡（卵子的前身物质）发育迟缓，以致迟迟达不到成熟阶段。其中，有一种情况是患者可以是稀发排卵，每隔40余天或2～3个月排1次卵，称有排卵性月经，月经虽稀，但其血量及持续时间仍正常；另外一种情况是卵泡发育受阻，未达到充分成熟阶段即退化闭锁，而引起无排卵月经，经量可多可少，也可淋漓不断。

　　月经稀发，常常是闭经的先兆，许多疾病像卵巢早衰、闭经泌乳综合征、多囊卵巢综合征等在闭经前都有月经稀发病史。炎症、放疗能破坏卵巢组织，同样也会导致月经稀发。月经稀发患者应该到医院检查，然后根据不同情况进行治疗。

怎样对待月经稀发

对于青春期少女，月经稀发多数属于功能失调性月经不调。女孩进入青春期后，生殖器官不可能一下子发育成熟。出现月经初潮之后，大多数人不会马上建立规律的月经周期，而是相隔数月、半年或更长时间才来月经，这是因为青春期卵巢的功能尚不健全，分泌的激素很难稳定，加上子宫的发育尚不够成熟，会出现月经间隔过长的现象。甲状腺功能不足，新陈代谢过低，或有全身消耗性疾病、营养不良等，也会使卵泡发育时间延长，不能按时排卵。另外，这些问题还与气候突变及剧烈的情绪变化有关。

对于已婚女性，分两种情况。一种是由稀发排卵引起的月经稀发，常常会使怀孕的概率减少。如果患者希望生育，则应使用促排卵药物治疗以促进生育，如克罗米芬、绒毛膜促性腺激素、小剂量乙烯雌酚，可诱发排卵；不要求生育、周期时间不长于两个月者，可不必治疗，但仍需要避孕。甲状腺功能低下者可补充甲状腺素。另一种是无排卵性稀发月经，这种情况更需要应用促排卵药物促进生育，不要求生育者也要每1~2个月肌肉注射黄体酮3天，使子宫内膜脱落出血一次，以预防子宫内膜增生。若卵巢功能过于低下则诱发排卵效果差，中医治疗有效，但周期较长。

对于月经一直按月来潮，偶然出现月经后延且伴有剧烈腹痛者，应及时进行检查，因为有可能是异常妊娠所致，必须及早查明原因，以免延误病情。

▶ 月经量少

月经量为什么少了

月经量少是指月经周期正常，但每次行经的天数短于2~3天，月经量少于5毫升，仅需少量甚至不用月经垫，经血呈暗紫色或粉色。月经过少也是月经失调的一种表现。

月经过少的原因与闭经原因相似，只是程度上不同而已，其原因大致如下：

①**下丘脑、垂体功能低下**：多由于精神因素、遗传或环境因素影响所致，也可因全身疾病或长期服用避孕药等引起。由于上述因素抑制了垂体促性腺激素的分泌而导致月经过少。同时也可见于先天子宫发育不良，由于子宫很小，只有很少量的子宫内膜脱落，月经量也就少。

②**某些妇科疾病是引起月经过少的常见原因**：如子宫内膜结核破坏了部分或全部子宫内膜而形成疤痕，导致月经过少甚至闭经。

③**刮宫手术**：尤其是在多次人工流产刮宫术后，由于机械性损伤过重，导致子宫内膜不能修复再生；或宫腔发生粘连，都可以发生月经量少甚或闭经。

④**卵巢发育不全**：在子宫内膜细胞中，有一类特殊的颗粒，称为溶酶体，与月经血量和流血时间有关。若雌、孕激素水平高，溶酶体复合物多，出血就较多，流血时间相应较长；相反，若卵巢发育不良，性激素产量低，溶酶体复合物相对就少，流血也少，流血时间就短。

上述原因均有可能使患者不能受孕，也有少数女性自初潮后月经量就少，但月经周期及排卵正常，则不影响受孕。

怎样治疗月经量少

月经量少在临床诊断方面并不困难，但要排除因使用避孕药所致的月经量少。

对下丘脑、垂体、卵巢功能低下者，分两种情况，处于青春期的少女不必治疗，随着神经、内分泌系统的稳定可自愈；对已婚者，可采用内分泌治疗；对结核引起的应以抗结核为主，但形成疤痕后就比较难治了；因刮宫手术导致宫腔粘连造成的，经宫腔镜检查及药物治疗大部分可以恢复。

▶ 闭　经

为什么会闭经

少女到16岁还不来月经，或女性第二性征出现但月经尚未来潮，或年满14岁仍无女性第二性征出现者；已行经而又月经中断，不来潮时间超过6个月以上者，或根据自身月经周期计算停经3个周期以上，而又没有怀孕，那就是有问题了。这几种情况医学上都称为闭经。

世界卫生组织将闭经归纳为三种类型：第一种类型为无内源性雌激素产生，卵泡刺激素水平正常或低下，泌乳素水平正常，无下丘脑-垂体器质性病变；第二种类型为有内源性雌激素产生，卵泡刺激素和泌乳素水平正常；第三种类型为卵泡刺激素升高，卵巢功能衰竭。下丘脑-垂体-卵巢，子宫或子宫内膜-下生殖道经血引流的任何部位发生功能或器质性病变均可能引起闭经，不同部位的异常表现为不同类型。闭经包括生理性闭经（如妊娠）和病理性闭经；病理性闭经分为原发性闭经和继发性闭经两类。

子宫内膜每个月发生周期性变化，就使我们有了月经，而直接导致这些变化的是卵巢。卵巢能够排卵并交替分泌孕激素和雌激素，在它的作用下，经血如期来潮，像潮起潮落一样有规律。但是，如果卵巢出了问题，如功能衰退，不能排卵或不能分泌适量的性激素，或长了肿瘤，组织被破坏等，就可能发生闭经。另外，卵巢的功能又受脑垂体的支配，如果支配卵巢的脑垂体前叶出现异常，不能分泌促使性激素排放的物质，发生肿瘤或坏死等，也同样会导致闭经的发生。那么，脑垂体前叶又受谁的支配呢？前面已经说过，它就是下丘脑。下丘脑的功能失调可影响脑垂体，进而影响卵巢功能引起闭经。由于下丘脑又受中枢神经系统——大脑皮层的指挥，所以当一个人受到精神创伤、环境变化、情绪紧张等因素影响时，就会扰乱中枢神经与下丘脑间的联系，继而使脑垂体、卵巢功能异常，性激素分泌受阻而闭经。此外，减肥不当引起体重下降过快、神经性厌食、消耗性疾病和过度运动造成的体重下降等，均可干扰中枢神经系统与下丘脑的内分泌调节而诱发闭经。

下丘脑-垂体-卵巢，这3三控制月经来潮的环节层层下达命令，建立起一个相互联系、畅通有序的信息管理系统，支配着月经来潮，其中任何一个环节出了毛病，都能够引起闭经。但是，如果以上环节都没有问题，而接收信息的终端——子宫出了问题，同样会引起闭经。其中常见的情况有：子宫发育尚未成熟，不能对性激素发生反应，也就是说，性激素的到来并没有引起子宫内膜的增厚、脱落的周期性变化，当然也就不会有月经，这种情况称原发性闭经；另外，人流刮宫过度可引起子宫内膜损伤，使其无法呈现周期性变化；疾病造成的子宫内膜炎、子宫恶性肿瘤后放疗引起子宫内膜破坏，都可造成闭经，这些情况称继发性闭经。

还有一些内分泌系统的疾病，如闭经泌乳综合征、多囊卵巢综合征、肾上腺皮质机能亢进、甲状腺功能减退或亢进、肾上腺皮质肿瘤、胰腺病变等也可能引起闭经。

还需要注意的是，有些闭经属于假性闭经，假性闭经又叫梗阻性闭经，即卵巢功能正常，保持着周期性活动；子宫内膜也正常，按周期行经。但月经的出口处，如子宫颈、阴道或处女膜有先天性缺陷或后天性损伤，引起闭锁，导致经血不能外流。这样，从现象上看是没有行经，但实质上是经血没有出路，储存在阴道成为阴道积血；或者经血多时将子宫腔扩大，造成阴道子宫积血；或者向上将输卵管也变成储存经血的地方，并通过输卵管伞端流入腹腔。这些患者往往有下腹周期性胀痛，并且逐月加重，与上述真性闭经不同。一经检查发现，将处女膜切开，或将闭锁的阴道以及子宫颈打开，通向子宫腔，闭经就治愈了。

当你就诊时，应向医生提供自己的月经史，包括初潮年龄、月经周期、经期、经量等；已婚女性还应提供生育史、人流史及产后并发症；同时还要提供闭经时间及症状，仔细回忆发病前有无导致闭经的诱因，如精神因素、环境改变、各种疾病及近期用药情况（有些药物可导致内分泌失调）。

医生在排除了早孕的可能以后，会根据你的具体情况做相应的检查。

既然月经与子宫、卵巢、垂体、下丘脑的功能密切相关，那么在月经发生异常时，它们理所当然地通通被列为"嫌疑犯"。究竟谁该对此负责？医生要对它们进行逐一审查。

首先要检查子宫是否存在问题。医生要做诊断性刮宫或宫腔镜检查，了解子宫发育是否正常，子宫内膜对性激素的反应及有无子宫内结核等；还可通过子宫输卵管碘油造影和子宫镜检查，观察子宫形态有无异常和内膜是否存在病变。还可做药物撤退试验，通过观察子宫内膜对性激素的反应，确定子宫内膜是否存在缺陷，是否被破坏，最终确定是否为子宫性闭经。如果子宫内膜有缺陷或被破坏，可诊断为子宫性闭经，即子宫本身问题引起的闭经。

其次，如果通过上述试验证明子宫没有问题，应考虑闭经是否为卵巢功能失调或疾病引起的，通常要做基础体温测定，观察卵巢有无排卵和黄体形成；做阴道脱落细胞检查，可反映雌激素水平，推断卵巢有无早衰；此外，还可做宫颈黏液结晶检查和血甾体激素测定，观察各种性激素情况。如果卵巢没有问题，还要进一步做下面的检查。

第三，如果怀疑垂体功能不正常或是存在疾病，通常要做血FSH（卵泡刺激素）、LH（黄体生成激素）、PRL（催乳激素）放射免疫测定和垂体兴奋试验。观察垂体有无功能衰退或肿瘤，确定闭经是否由垂体引起。怀疑有肿瘤存在还需做蝶鞍X线检查或CT扫描。

第四，如果查明子宫、卵巢、垂体都没有问题，那么则高度怀疑下丘脑是否存在病变。如果下丘脑也没有异常，则要怀疑是否有先天性畸形，应进行染色体核型分析及分带检查。考虑闭经与甲状腺功能异常有关时应测定血T3、T4、TSH，考虑闭经与肾上腺功能有关时可做尿17-酮、17-羟类固醇或血皮质醇测定。

在经过上述一系列的检查之后，医生经过综合、分析、判断，最终确定是什么原因引起的闭经。有了明确的诊断以后，治疗会根据病因而确定。

闭经以后怎样进行生活调理

闭经以后应注意以下几点。

①**全身调理**：对精神紧张、厌食、减肥、运动过量引起的闭经，应解除精神因素、环境因素及种种诱发因素，改善营养，适当休息，增强体

质。同时可以配合中药、针灸调理。如不好转可进行心理治疗。

②**对引起闭经的器质性病变进行及时恰当的治疗**：如生殖道结核应予抗结核治疗；垂体肿瘤可行手术治疗；宫颈，宫腔粘连者行扩张宫颈，分离粘连术，人流造成的闭经久治不愈者，可放置宫内节育器。

③**性激素治疗**：模仿自然月经周期做替代治疗，停药后月经可来潮并出现排卵。如人工月经周期疗法、雌孕激素合并治疗等。

④**诱发排卵**：有些患者下丘脑-垂体功能失调，使卵巢失去了性激素的刺激，而卵巢功能仍然存在，仅仅是因为卵巢没有接收到指令而未排卵，这种情况可选用促排卵药，排卵后子宫内膜发生周期性变化就会有月经来潮，同时可恢复生育功能。

⑤**其他激素类药**：用于其他内分泌失调引起的闭经，如甲状腺素，用于甲状腺功能低下或不正常者。

⑥**手术治疗**：如系垂体、卵巢或其他部位肿瘤而致闭经，应考虑手术切除，必要时可行放疗。先天性处女膜闭锁、宫颈口及阴道不畅造成的青春期女子月经不来潮，可采用手术治疗，进行矫正。

吃避孕药后出现闭经怎么办

有些人在使用避孕药后出现闭经，其原因是内分泌的改变使子宫内膜增长不良，内膜脱落时，月经量很少，呈点点滴滴，服药时间较长时，可出现子宫内膜不脱落而发生闭经。这些现象都不是病，不必顾虑，绝大多数闭经者在停药后月经可自然恢复。如果服完短效口服药21片后，停药7天内不来月经，就可以在第8天开始服下1个月的药片，但闭经超过2个月，应找医生检查，以排除怀孕的可能性。3个月不来月经时，应停药改用其他避孕措施，待月经自然恢复后再继续服药。

　　同样，在服长效口服避孕药和注射复方长效避孕针后闭经，只要经医生检查不是怀孕，仍可按期服药或打针。孕激素避孕针或埋植剂引起的闭经，只要没有体重过度增加等其他症状的出现，可以继续使用。如果闭经时间过长或同时合并其他症状，应停药观察，待月经自然恢复。如3个月仍不来月经就应到医院检查闭经的原因。

▶ 经期不适

月经期间为什么会关节疼

不少女性在月经期间会出现关节疼痛，以膝关节最为常见，称经期关节痛。经期关节痛一般于经前一周左右开始出现，走路时加重，休息后减轻；伸膝（如下楼梯）时明显，屈膝（如上楼梯）时消失。膝关节局部稍有肿胀，皮肤温度略高，伴有深部压痛。月经结束后，膝关节疼痛可逐渐自行减缓乃至完全消失。大多数患者往往伴有腹胀、腹泻、乳房胀痛、肢体水肿等症状。

这种现象与月经期间水盐代谢紊乱有密切的关系。月经前期，女性体内的激素水平发生了明显的变化，这时雌激素和醛固酮分泌不协调造成水和盐的潴留，过多的水盐积聚在机体的组织内，出现程度不等的浮肿，以颜面、手、足等部位最明显。由于人体膝关节内充满脂肪组织，水盐潴留使脂肪垫发生肿胀，进而压迫关节周围的神经末梢而引起疼痛。

通过以下方法可以预防经期关节疼痛。

①生活要有规律，劳逸结合，保持充足的睡眠，尽量避免精神紧张与情绪波动。

②经前饮食以清淡少盐、富于营养且容易消化为宜。

③平时适当进行运动，尤其在月经前，多走路、爬山等有利于缓解症状。关节疼痛较重的人，可服用药物，如芬必得、扶他林等，或在医生指导下服用活血通络的中成药，如当归丸、木瓜丸或独活寄生丸等。

月经期间鼻出血怎么办

如果伴随着月经周期有规律地出现鼻出血或吐血现象，同时伴有月经量少或不行经，这种现象似乎是经血向上逆行，所以中医把它称为倒经或逆经，西医称之为"代偿性月经""周期性子宫外出血"。

月经前后或月经期间为什么会出现鼻出血或吐血呢？现代医学认为，鼻黏膜与子宫内膜构造相似，鼻黏膜对卵巢雌激素的反应较为敏感，因而在月经期间鼻黏膜会过度充血、水肿以致出血；也有人认为是子宫内膜随血液跑到了鼻黏膜所致，少见情况是子宫内膜异位症出现在鼻腔，血液病也是引起倒经的因素之一。目前，对倒经还没有较理想的治疗方法，一般治疗原则是纠正局部病变，多采用电灼出血点及子宫内膜异位灶，也可采用甲基睾丸素和合成孕激素治疗以及促性腺激素激动剂治疗。

中医认为倒经是由于血热气逆引起的，与肝气不舒、肝火内盛或平素嗜食辛辣食品有关。中药治疗倒经有独特的疗效，根据"热者清之""逆者平之"的原则，多采用清热降逆、引血下行的方法治疗。临床上可根据患者伴有的症状进行辨证施治。

流鼻血时可采用下列急救方法。

①捏紧鼻腔，安静地伸长下巴用口进行呼吸，数分钟后流血便可停止。

②用冷水在鼻以上的额头部位进行冷敷。

③不要用脱脂棉花或草纸等堵塞鼻腔，因为使用这些多纤维质的东西堵塞时，会因鼻中留下的纤维质引起再度出血的现象，所以最好用卷扎好的纱布塞入。也可以使用干棉球蘸中药三七粉或云南白药塞入鼻孔内，可快速止血。

④止血后不要在短时间内再大力地捏擦鼻腔，以免再度流血。

⑤将不出血一侧的上肢高高举起，会很快收到止鼻出血的效果，待血止后，稍待片刻，再将举起的手慢慢放下；如双鼻腔流血，可将双手举起。

月经前淋漓出血是怎么回事

有些人在来月经前出现少量出血现象，这是为什么呢？从西医的角度来说，这是由于黄体功能不足或过早退化，产生孕激素不足，不能维持分泌期内膜的稳定性所致。另外，其他情况，如环境改变、情绪不稳定、起居改变等，也可造成经前少量出血。如果这种情况只是偶尔出现可不必治疗；如果连续出现，可在医生指导下采用小剂量激素调节，也可补充绒毛膜促性腺激素、克罗米芬，均可改善黄体功能。

从中医的角度来说，肾为先天之本，主藏精气，是机体生长发育的动力和生殖机能的根本。女性肾气充足，才能有正常行经和孕育的能力。如肾精或肾气不足，病邪侵袭伤及肾气，影响冲、任二脉，就会发生经前出血、带下、腰疼等病症，可服用安坤赞育丸或参茸白凤丸。

PART 2

妇科炎症的保健与治疗

▶ 妇科炎症与白带

怎样观察白带是不是正常

女性的生殖器官在盆腔里，肉眼看不到它，但是当它有异常情况时往往会向我们发出信号。如果仔细观察自己的白带性状，它的变化能让我们提早知道某些生殖器官病变的信息。

白带由阴道、宫颈及子宫内膜分泌物混合组成，它的数量与质量还受雌激素的影响，所以能够反映子宫、阴道和内分泌的正常与否。当白带的色、质、量和气味发生变化时，常常提示某种疾病。

①正常白带：正常白带应该是乳白色或无色透明的，质地黏滑，像鸡蛋清一样，量不多，略带腥味或没有什么气味。在排卵期、妊娠或口服避孕药时，会出现白带增多，其原因与体内雌、孕激素水平的变化有关，是正常的生理现象。

②白色泡沫状白带：白带像米汤样混有泡沫，有时呈黄色、灰黄色或黄绿色，味腥臭，量多，常常浸湿内裤，阴道或外阴发痒或有烧灼感。这种白带多见于滴虫性阴道炎，有时也见于子宫内膜炎或阴道异物。

③白色豆腐渣样白带：白带为乳白色凝块状，呈豆腐渣样或乳酪样，

量多，有时外阴也附有白色的膜状物，不易擦掉，伴有外阴瘙痒和烧灼痛。常见于霉菌性阴道炎。

④**血性白带**：白带内混有血性分泌物，血量多少不定，常在房事后或接触后出血增多。常见于宫颈炎症或恶性肿瘤，也可见于宫颈结核、子宫内膜炎、老年性阴道炎及放避孕环后出血等情况。

⑤**汤水样白带**：白带像黄水样或洗肉水样，也有的像米汤，绵绵不断，有恶臭味。常见于子宫颈癌、子宫体癌、输卵管癌，有时也见于子宫黏膜下肌瘤、宫颈息肉合并感染。

⑥**脓性白带**：像脓液一样，黄色或黄绿色，黏稠如鼻涕，有臭味，可伴有腹痛。多见于子宫内膜炎、急性盆腔炎、老年性阴道炎、宫颈结核、子宫黏膜下肌瘤、阴道异物，有时也见于慢性宫颈炎。

此外，白带减少也是不正常的。如果育龄期女性白带减少到不能满足生理需要，经常感到外阴干涩不适，这就属于病态了。这是由于卵巢功能减退、性激素分泌减少引起的，常常出现于卵巢早衰的患者。绝经后女性常感觉外阴干涩，阴道无分泌物，这是正常现象，是卵巢萎缩、性激素分泌明显减少所致，但是，此种状况出现后，随之而来可能会发生老年性阴道炎。

怎样看懂白带化验单

当你因某种原因去医院妇科看病时，医生会让你做白带检查，面对着一张白带化验单，你或许会困惑不已。那么，怎样看懂这张化验单呢？

一般的白带常规化验单有以下几个检测项目。

①**pH值**：反映阴道的酸碱度。正常情况下，阴道内的乳酸菌可使糖

原分解为乳酸，白带呈弱酸性，可防止致病菌在阴道内繁殖，这是阴道的自净作用。正常时pH值为≤4.5，多在3.8～4.4。患有滴虫性或细菌性阴道病时白带的pH值上升。

②**阴道清洁度**：表示阴道的细菌情况，一般分为4级。Ⅰ～Ⅱ度属正常，Ⅲ～Ⅳ度为异常白带，表示有阴道炎症存在。

Ⅰ度表示显微镜下见到大量阴道上皮细胞和大量阴道杆菌；Ⅱ度时镜下可见有阴道上皮细胞，少量白细胞，有部分阴道杆菌，可有少许杂菌或脓细胞；Ⅲ度时镜下见有少量阴道杆菌，有大量脓细胞与杂菌；Ⅳ度表明镜下未见到阴道杆菌，除少量上皮细胞外主要是脓细胞与杂菌。

③**霉菌与滴虫**：这一项是了解阴道是否有霉菌和滴虫存在。白带经过处理后在显微镜下可以根据其形态发现有无滴虫或霉菌，如存在滴虫或霉菌，不论其数量多少均用"＋"来表示，"＋"这一符号只说明该女性感染了滴虫或霉菌，并不说明其感染的严重程度。

④**胺试验**：是检查白带中胺的含量。患细菌性阴道病时白带可发出鱼腥味，它是由存在于白带中的胺通过氢氧化钾碱化后挥发出来所致。

⑤**线索细胞**：是细菌性阴道病最敏感、最特异的体征，临床医生根据胺试验阳性及有线索细胞即可作出细菌性阴道病的诊断。

▶ 妇科炎症与外阴瘙痒

外阴为什么会瘙痒

外阴瘙痒是妇科很常见的症状，严重者可波及肛门周围，症状可以时轻时重，常使患者坐卧不宁，影响工作和生活。若反复搔抓会出现皮肤增厚、抓痕、血痂及苔藓样硬化等改变。引起外阴瘙痒的原因有很多，如日常生活中衣着因素的刺激、全身性疾病、外阴局部病变及感染等都可能成为致病因素。其中常见的原因如下。

①**霉菌感染**：表现为白带增多、阴部瘙痒、灼热痛，常伴有尿频、尿急和性交疼痛。白带多为黏稠状，呈白色豆腐渣样或乳酪样。小阴唇内侧及阴道黏膜附有白色片状薄膜，擦去后可见红肿的阴道黏膜。

②**滴虫感染**：外阴灼热、瘙痒，伴尿频、尿痛，偶有血尿。白带增多，像米汤样混有泡沫，可为灰黄色、乳白色或黄白色，有时也为黄绿色脓性分泌物。

③**老年性阴道炎**：炎症可波及尿道口周围黏膜，伴尿频、尿痛、尿失禁，腹部坠胀不适，白带增多且为黄水样。见于更年期内分泌失调或已切除卵巢的女性。

④**淋球菌感染**：排尿时烧灼样疼痛，尿频。白带增多明显，为脓性或黏液性，常常伴有下腹疼痛。

⑤**阴虱感染**：患者阴部瘙痒，局部可见丘疹或脓包，放大镜中可见阴毛上附有阴虱，白色内裤上可看到黑色排泄物。

⑥**疥螨感染**：多为夜间阵发性剧烈瘙痒，可并发于股部、腋部、腹部、乳房。

⑦**外阴局部病变**：外阴皮肤病如外阴湿疹、神经性皮炎、单纯性外阴炎、外阴白斑、外阴肿瘤等均能成为引起外阴瘙痒的原因。

⑧**不良卫生习惯**：平时不注意清洁外阴，使阴道分泌物或经血刺激阴部皮肤，会引起瘙痒。反之，每日数次清洗外阴，或经常使用碱性强的肥皂，或高锰酸钾水泡洗外阴，使外阴皮肤过于干燥，也会引起瘙痒。

⑨**衣着不适**：喜欢穿化纤内裤，会使外阴皮肤通风不畅，经汗渍浸泡，出现瘙痒。

⑩**过敏**：全身或外阴局部用药过敏，引起外阴瘙痒。或因香皂、香粉、含香料卫生纸、避孕套、避孕帽等中的一些化学物敏感所致。

⑪**全身性疾病**：维生素A及B族维生素缺乏，黄疸、贫血、白血病等疾病引起的外阴瘙痒是全身瘙痒的一部分。糖尿病患者的糖尿刺激外阴，也是引起瘙痒的常见因素。另外，肥胖患者因皮脂腺、汗腺分泌过多，刺激外阴，也会引起外阴瘙痒。

⑫**粪便、尿液刺激**：极少数患者因患尿道阴道瘘，或小便失禁，或肛瘘，使粪便、尿液长期刺激外阴，出现瘙痒。

⑬**特发性外阴瘙痒症**：原因不明，与情绪干扰或某些轻微刺激有关。

⑭**精神因素引起外阴瘙痒**：如情绪忧郁紧张、烦躁时常有外阴瘙痒。少数患者在月经前或妊娠期因外阴充血而出现瘙痒，临床检查无异常

发现，不需要治疗。

对外阴瘙痒的治疗原则是，首先治疗导致瘙痒的全身性疾病或局部疾病，同时服用抗过敏药物，补充维生素A、维生素C和维生素E等。日常生活中要避免精神刺激，减少忧虑和紧张。少喝浓茶、酒等饮品，也不要吃辛辣的食物。洗澡时不要用温度过高的热水、不用肥皂洗外阴。用药方面，可用中药苦参30克、蛇床子15克、防风10克、野菊花20克，水煎后熏洗外阴，有较好的疗效。平时要注意外阴部的清洁卫生，每天用清水冲洗外阴，可以预防外阴瘙痒。

少女外阴瘙痒怎么办

青春期是女性代谢旺盛的时期，汗腺分泌较多，阴唇皱襞部位容易积存污垢；加上卵巢功能十分活跃，白带随之增多，而外阴离尿道、肛门又很近，因而容易受到污染而发生瘙痒。少女月经初潮后如果不注意经期的阴部卫生，经血和阴道分泌物污染与刺激外阴部也可以引起瘙痒，甚至发展为外阴炎症。

滴虫性外阴阴道炎的发病率在青春期后明显增多，这是因为雌激素所引起的阴道酸性环境改变为滴虫感染提供了条件，因此幼女中少见的滴虫感染到了青春期会明显增多，主要通过公共浴池、浴盆、浴巾、便器，与患病亲属接触等间接途径感染所致。此外，湿疹、疖疮、接触性皮炎、肠道寄生虫（如蛲虫）等，都可以引起外阴瘙痒。另外，外阴瘙痒也可能是全身性疾患的症状之一，如黄疸、白血病、贫血等。还有一种精神、神经性瘙痒，这些少女一般外阴皮肤无任何不良刺激，仅仅是自觉发痒而去抓挠痒处，结果越抓越痒。

中医认为少女外阴瘙痒多属于湿热下注，由于湿热下注，犯扰肝经，或洗浴不洁、感染病虫、虫蚀阴中所致。症状是阴部奇痒难忍，带下量多，色黄如脓。治疗时宜清利湿热，同时杀虫，可辨证用药，外用蛇床子、花椒、黄柏、地肤子、苦参各30克，白矾10克，水煎洗浴。

患有外阴瘙痒的少女，首先要注意外阴卫生，保持局部清洁。月经期间要选用合格的卫生巾；穿柔软、吸水性强的棉布内裤，并要勤洗勤换；每天清洗阴部，不要用热水或肥皂烫洗。其次是要保持情绪稳定，尽量克制用手搔抓及摩擦患处，频繁搔抓会越抓越痒，还容易继发感染；饮食要忌辛辣，不吸烟饮酒。

怎样治疗阴虱

阴虱是一种寄生虫，寄生于阴毛的根部，阴虱吸血，可以引起人体的过敏反应，因此感染后瘙痒剧烈。一般通过公用被褥和密切接触传播，内裤、床垫或坐式便器都可以间接传播，性生活也可以传染阴虱。

治疗阴虱包括几个要点。

①剔除阴毛并用火将阴毛烧毁，内衣、衬裤要煮沸或熨烫。

②建议外用药物有：

0.01%二氯苯醚菊酯溶液。这是一种高效低毒杀虫剂，一次外搽使阴毛全部湿润，3天后洗净即可。此药对阴虱卵也有杀灭作用，对人体无害。注意不要误食或滴入眼内。

用25%～50%的酒精浸液，每日外搽两次，连续3天，再用温米醋涂搽，可破坏阴虱卵与阴毛之间的黏着物，易使阴虱卵被除去。

25%的苯甲酸苄酯乳剂、1%的六氯苯霜、10%的硫黄软膏或优力肤霜等均可杀灭阴虱。

③如有继发感染，可局部外用抗生素软膏。

④性伴侣要共同治疗。

如用上述方法治疗后7～10天，又有新的虱卵出现，应重复治疗1次。

▶ 宫颈炎

宫颈炎是怎么回事

宫颈是子宫的大门，它平时紧紧地关闭着，保护子宫免受细菌、病毒的侵犯。但是当女人经历分娩、流产或手术时，宫颈会打开，如果它受到损伤，从阴道里进来的病原体如葡萄球菌、链球菌、大肠杆菌和厌氧菌、淋病双球菌、结核杆菌、滴虫等就会从破损的地方进入宫颈深层，有可能造成宫颈柱状上皮外翻、宫颈肥大、宫颈息肉、宫颈腺体囊肿和宫颈内膜炎等变化，这就是平时所说的宫颈炎。此外，性生活不注意卫生清洁、性生活过频、长期接触化学物质和放射线也可以引起上述反应。

那么患了宫颈炎有哪些症状呢？白带的异常是最明显的症状。宫颈发炎时白带增多，白带的颜色可呈乳白色黏液状，也可呈淡黄色脓性，有时呈血性，常常出现性交后出血。炎症扩散至盆腔时还可以出现腰部酸痛及下腹部坠痛及痛经等。常于月经、排便或性交时加重。

妇科检查时可见宫颈有不同程度的宫颈柱状上皮外翻、肥大、腺体囊肿或息肉。

由于得宫颈炎后最常见的症状是宫颈柱状上皮外翻，即原来所说的宫颈糜烂，其实指的是一种病。宫颈炎若得不到及时治疗会导致病情加重，宫颈炎与早期子宫颈癌常常难以鉴别，所以需要做宫颈刮片及高危型人乳头瘤病毒检查加以鉴别，必要时做活检以确定诊断。患有宫颈炎的女性要定期做防癌检查。

急性和慢性宫颈炎的白带有什么区别

宫颈炎有急性和慢性两种。

急性宫颈炎主要见于感染性流产、产褥期感染、宫颈损伤或阴道异物并发感染。常见的病原体为葡萄球菌、链球菌、肠球菌等。发炎时，阴道流出大量脓样的液体，宫颈又红又肿，一触即痛，并有腹胀、体温上升等症状。

慢性宫颈炎一般都是急性感染的继续，由急性宫颈炎转变而来。因宫颈腺体分枝多，并且宫颈管内膜皱襞多，感染不易被彻底消除，从而形成慢性炎症，多见于分娩、流产或手术损伤宫颈后，也有的患者无急性宫颈炎症状，会直接发生慢性宫颈炎。慢性宫颈炎的病原体主要为葡萄球菌、链球菌、大肠杆菌及厌氧菌。慢性发炎时，白带增多，有的颜色淡黄像豆浆，有的呈乳白色黏液状，有的色黄像脓液，还有的呈血性或性交后出血。如果炎症扩散到盆腔，会引起下腹坠胀，腰骶部疼痛及痛经等症状。

为什么白带中有点血丝，医生诊断为宫颈息肉，是否需要治疗

宫颈息肉是妇科常见病，是慢性宫颈炎的一种。它是因为炎症刺激而使子宫颈内膜组织增生，子宫有排除异物的倾向，使增生的黏膜逐渐自基

底部向宫颈外口突出而形成的息肉样改变，故也叫作宫颈内膜息肉。多属良性，有极少数恶性病变。

宫颈息肉易被忽略。因为1/3以上的患者缺乏明显症状，只是在医生检查时才会被发现。即使有症状大多也较轻微，主要是少量点滴出血、鲜红色，或在性生活后少量出血，有时被误认为是"回经"。少数人的出血量可与月经相似。部分患者平时可有黄色白带，多数有异味，或白带中带有血丝；还可表现为绝经后阴道流血。

少数息肉较大者，可引起少量的阴道流血，或是在性交后及蹲着用力大便时出血。当用阴道窥器暴露宫颈时，所见的息肉外形大小不等，形状不一，如水滴样、圆形、扁圆形，其表面光滑、鲜红或稍呈暗红色，有的带蒂或是蒂深入到颈管内，质地较脆，碰到时容易出血。宫颈息肉虽然多数是良性的，但一旦发现就应摘除，并送病理检查。由于息肉易于复发，摘掉后还可再长，因此应定期复查，并应积极治疗阴道炎。不应忽略的是应定期做宫颈刮片检查，以排除恶性病变。

预防宫颈炎症，主要应注意以下几点。

①讲究性生活卫生，适当控制性生活，杜绝婚外性行为，避免经期性交。

②及时有效地采取避孕措施，降低人工流产、引产的发生率，以减少人为的创伤和细菌感染的机会。

③凡月经周期过短或月经期持续较长者，应予积极治疗。

④应提醒大家，清洁过度亦会导致宫颈炎症出现，有些女性过度讲究卫生，但缺乏必要的知识，经常用较高浓度的消毒药液冲洗阴道，结果适得其反。因为这样做不仅会影响阴道正常菌群的生长，使其抑制病菌的作用下降，也可造成不同程度的宫颈上皮损伤，出现宫颈炎。

⑤定期妇科检查，以便及时发现宫颈炎症，及时治疗。

▶ 慢性宫颈炎

什么是慢性宫颈炎

慢性宫颈炎是妇科疾病中最常见的一种，患者多是生过孩子的女性。急性宫颈炎治疗不彻底，就会转为慢性炎症，这也是慢性宫颈炎的主要致病来源。慢性宫颈炎的病原体主要是葡萄球菌、链球菌、大肠埃希杆菌、沙眼衣原体、淋病奈瑟菌以及单纯疱疹病毒等。

得了慢性宫颈炎有哪些症状

得了慢性宫颈炎会出现如下症状。

①**白带增多**：慢性宫颈炎患者可能会有多种症状，但有的患者却只有白带增多这一种症状。白带通常都很黏稠，有时会有脓液、血丝或少量血液。白带刺激外阴还会引起瘙痒。

②**疼痛**：慢性宫颈炎能引起多个部位的疼痛，比如下腹、腰骶部、上腹部、大腿部以及髋关节等，月经期、排便或性生活时疼痛会更加厉害，有的患者甚至可引起恶心，影响性生活。

③**膀胱及肠道症状**：慢性宫颈炎影响膀胱，导致尿频或排尿困难症状，但尿常规检查是正常的，偶尔诱发尿路感染；慢性宫颈炎对肠道的影响是患者在大便时感到疼痛。

④**其他症状**：如月经不调、痛经、盆腔沉重感等。

慢性宫颈炎患者就医时进行妇科检查，医生常常会看到：

①**宫颈肥大**：由慢性炎症的长期刺激所导致，子宫颈充血、水肿，呈不同程度的肥大。

②**宫颈息肉**：在慢性炎症的长期刺激下，宫颈管黏膜局部增生，形成息肉。

③**宫颈内膜炎**：即宫颈管炎，宫颈口充血或有脓性分泌物。

怎样治疗慢性宫颈炎

治疗慢性宫颈炎首先要找出病原体，然后选择有针对性的口服药和局部用药进行治疗，有时也用物理方法。其中，柱状上皮外移继发的感染（过去所称的宫颈糜烂），一般情况下可以自愈，不需治疗。如果症状明显，可以采用下述方法治疗。

①**物理治疗**：治疗慢性宫颈炎的物理方法包括电熨治疗、冷冻治疗、激光治疗、微波治疗、波姆灯治疗以及红外线凝结法治疗。这些方法各有优劣，医生会根据医院的条件设备和患者的实际情况选出最适宜的治疗方法。

②**药物治疗**：药物治疗主要包括阴道冲洗和局部上药两种方法。冲洗用的药液是1∶5000高锰酸钾溶液，局部上药有10%～20%硝酸银和保妇康栓剂。保妇康栓剂的用法是晚间洗净外阴后，将1枚栓剂放入阴道深部，

8次为1个疗程，并于月经后进行复查。

得了慢性宫颈炎能做人流吗

首先，在慢性宫颈炎的发作期是不能做人工流产手术的。

我们知道，慢性宫颈炎的主要症状是白带增多，白带黏稠有脓或血丝，做人工流产时手术器械通过宫颈进入宫腔，如果术前不对宫颈炎进行治疗，就很有可能将潜藏在宫颈管内的细菌带入宫腔。另外，经过手术，宫腔内有手术创面，恰好为细菌的生长繁殖提供了有利条件，从而造成术后宫腔感染，由此可见，一般宫颈炎症发作期是不能做人工流产的。

那么，宫颈炎患者在什么情况下才能做人工流产呢?

①炎症较轻的患者可以在人流手术后再治疗宫颈炎，这样就把宫颈炎的治疗和人工流产术后抗感染合在一起来做了。

②重度宫颈炎患者可以在治疗后的两三天，待炎症基本得到控制后再做人流。

慢性宫颈炎会造成不孕吗

宫颈位于阴道和子宫之间，是内生殖器重要的防护屏障，同时还有生殖内分泌的重要功能，比如处于排卵期时，宫颈黏液就比平时多，而且清亮透明，这样有利于精子顺利穿过。但是，如果得了慢性宫颈炎，宫颈黏液就会变稠，还含有大量的白细胞，对精子的生存和活动非常不利；除此之外，慢性宫颈炎还会改变阴道环境，促使毒素及炎症细胞增多，精子活力下降，再加上黏稠脓性的白带堵住了精子通往宫腔的道路，所以慢性宫颈炎就造成了不孕。此外，宫颈息肉、宫颈肌瘤、宫颈癌可堵塞子宫颈管，影响精子穿过，子宫颈口狭窄也可造成不孕。

宫颈息肉和慢性宫颈炎有关系吗

宫颈息肉是妇科常见病，也是慢性宫颈炎的一种，是炎症刺激使宫颈内膜组织增生而形成的，所以也叫作宫颈内膜息肉。

宫颈息肉多数是良性的，只有极少数会发生恶变。如果息肉较大，患者会有少量的阴道流血，或是在性交后及蹲着用力大便时出血。虽然宫颈息肉以良性居多，但一经发现还是以手术切除为好，并要做病理检查。宫颈息肉的另一个特点是容易复发，切掉了还能再长出来，因此应定期复查，并应积极治疗阴道炎。此外，慢性宫颈炎和宫颈癌有一些症状是相同的，比如性交后出血。如果出现了这种情况，一定要做宫颈细胞学涂片及高危型人乳头瘤病毒检测，排除癌症后再治疗宫颈炎。

宫颈息肉症状不明显，容易被忽略，有1/3以上的患者是医生检查时才发现，所以定期体检是非常必要的。

经常用阴道清洁剂清洗阴道对吗

有些患者得了慢性宫颈炎后治病心切，就从市场上买来阴道清洁剂冲洗阴道，觉得清洁剂有杀菌消炎的作用，对治疗宫颈炎肯定是有好处的；还有一些人并没有得慢性宫颈炎，但为了预防一些妇科炎症，也会经常用阴道清洁剂冲洗阴道，这是不对的。

正常女性的前庭大腺能分泌一种黄白色液体，对阴道口有润滑作用。

如果经常用高锰酸钾等阴道清洗剂冲洗阴道，不仅会刺激和腐蚀外阴皮肤和阴道黏膜，还会造成阴部皮肤的干燥。另外，健康女性的阴道内有大量有益的阴道乳酸杆菌，阴道乳酸杆菌使得阴道呈弱酸性，抑制其他致病细菌的生长。如果长期使用高锰酸钾溶液等阴道清洁剂，就会杀死大量有益的阴道杆菌，使阴道失去酸性环境，让各种致病菌大量繁殖，更容易得宫颈炎。慢性宫颈炎患者经常用阴道清洗剂，会产生耐药性，对治疗是不利的。

▶ 子宫内膜炎

什么是子宫内膜炎

子宫内膜炎是宫体部子宫内膜的炎症。炎症发展至严重阶段可影响子宫肌层，成为子宫肌炎，这是子宫内膜炎的延伸。

子宫内膜炎分急性和慢性两种。导致急性子宫内膜炎的主要原因是流产或产褥感染（产时或产后10天内生殖道受病原体感染），子宫腔内安放避孕器，子宫颈扩张，诊断性刮宫或宫颈电灼、激光、微波等物理治疗。性传播疾病等病原体上行性感染也可引起。此外，子宫内膜息肉、子宫黏膜下肌瘤等也常引起子宫内膜炎。慢性子宫内膜炎的病因基本与上述类同。病变限于子宫颈管内的黏膜及其下组织，子宫颈的阴道部分可以很光滑，仅见子宫颈口有脓性分泌物堵塞，有时黏膜增生，可见子宫颈口发红充血。

急性子宫内膜炎的主要表现为发热、下腹痛、白带增多（有时为血性伴有恶臭），有时子宫略大、有触痛。慢性子宫内膜炎表现也基本相同，也可有月经过多、下腹痛及腰腹胀明显等症状。

怎样治疗急性子宫内膜炎

治疗主要应用广谱抗生素和甲硝唑，还需要除去发病诱因，如取出宫内避孕器，清除子宫腔残留的胎盘组织、子宫内膜息肉等。有子宫腔积脓者应予扩张宫颈口，促使脓液引流，待炎症控制后做诊断刮宫，排除早期子宫内膜癌，以免将早期癌误认为炎症而延误治疗。慢性患者采用上述方法治疗的同时也可考虑做理疗，例如短波、超短波、离子透入、蜡疗等物理疗法，促进盆腔血液循环，改善组织营养状态，以利炎症吸收和消退。

子宫内膜炎患者怎样进行性保健

急性子宫内膜炎患者切忌性生活，以免引起炎症进一步扩散。因阴道分泌物增多、腹痛、腰痛、坠胀等存在，女性对性兴趣下降。即使炎症被控制，刚恢复性生活也不宜次数过多，以免盆腔充血、抵抗力低下时再次发病。慢性子宫内膜炎患者由于平时腰背痛，性生活又使症状加剧，白带增多，腹痛、腰部坠胀加重，性生活次数不宜过多。因性生活后盆腔充血，会使症状重现或加重。在性生活后上述现象出现者应用抗生素治疗数天，性交后及时将阴道内分泌物及精液等排出体外，或性生活时使用避孕套，以防通过性活动摩擦等促使细菌进一步上行性扩散。为了减少性生活时盆腔充血状态，防止症状复发，控制疾病，性交姿势宜采用女上男下，由女方适当控制体力及性兴奋。

▶ 盆腔炎

盆腔炎是怎么回事

女性的子宫、卵巢、输卵管位于盆腔，当它发生炎症时往往会波及周围的组织及盆腔腹膜，引起这些部位的炎症，所以医学上将上述部位的炎症统称为盆腔炎。

正常情况下，女性生殖系统有一套自然的防御体系，它们能够充分抵御细菌病毒的侵袭，所以我们不会轻易患上盆腔炎。只有机体的抵抗能力下降，或由于其他原因使女性的自然防御机能遭到破坏，才会导致盆腔炎症的发生。那么引起盆腔炎的因素有哪些呢？首先是由子宫的创伤造成的，比如分娩、流产或剖宫产后，机体抵抗力下降或手术消毒不严，使细菌病毒通过破损部位进入子宫、卵巢和输卵管，引起了这些部位的炎症；其次，经期不注意卫生或经期性生活等，导致各种病原体感染，经阴道上行到子宫腔、输卵管等生殖器官；最后，放置宫内节育器、宫颈扩张术及刮宫术都会使局部炎症的机会增加。由于子宫和输卵管与腹腔相通，女性生殖器通过血液和淋巴管又与腹腔相联系，所以生殖器官的炎症会引起其周围的盆腔组织发炎。反之，盆腔的感染也会引起生殖器官的炎症。所以盆腔炎很少局限于一个部位，而是几个部位同时发病。

盆腔炎分急性和慢性两种。

急性盆腔炎的治疗与调理

急性盆腔炎包括急性子宫内膜炎及急性子宫肌炎、急性输卵管卵巢炎、急性盆腔结缔组织炎、急性盆腔腹膜炎。常见的症状有高热（体温为38℃～40℃），寒战，头痛，食欲不振，下腹疼痛，腰酸，白带增多且呈脓性、有臭味等。有腹膜炎时可出现恶心、呕吐、腹胀、腹泻的症状。炎症刺激泌尿道可出现排尿困难、尿频、尿急、尿痛的症状；刺激直肠可出现腹泻和排便困难症状。医生检查时可发现下腹部肌紧张、有压痛，阴道内有大量脓性分泌物、子宫颈充血，子宫两侧可摸到肿块并有压痛。

得了急性盆腔炎应卧床休息，最好取半卧体位，有利于脓液积聚在一起而使炎症得到控制。还应给予充足的营养及水分，食用易消化食物，若疼痛严重可使用止痛药，高热可用物理降温法。根据感染细菌的种类使用抗菌药物，如青霉素、头孢菌素、甲硝唑等。抗菌药物应采用广谱有效、足量药物，症状消失后应巩固用药，防止形成慢性盆腔炎。有盆腔脓肿形成时应手术穿刺或切开引流；经药物治疗无效，或疑有输卵管积脓、卵巢脓肿破裂，出现败血症时应手术治疗。同时可以配合中药治疗和物理治疗。

急性盆腔炎未能恰当彻底地治疗，或患者体质差，病情迁延日久就会转成慢性盆腔炎。也有的慢性盆腔炎并没有急性盆腔炎病史，一开始就呈慢性症状。慢性盆腔炎的全身症状不明显，有时可有低热、易感疲乏、精神不振、周身不适、失眠等。当患者抵抗力下降时，可急性发作。由于慢性炎症形成的瘢痕、粘连及盆腔充血，可引起下腹部坠胀、疼痛及腰部酸痛，常在劳累、性交后、排便时及月经期前后加重。由于盆腔瘀血，患者出现月经和白带增多；卵巢功能受损害时可有月经失调；输卵管炎造成阻塞后可导致不孕。医生检查可发现子宫的位置后倾，活动受限或粘连固定，在子宫一侧或两侧可摸到条索状增粗的输卵管，并有轻度压痛。

慢性盆腔炎的治疗与调理

慢性盆腔炎治疗时比较麻烦，患者首先要解除顾虑，增强治疗信心。平时要注意增加营养，锻炼身体，注意劳逸结合，提高抵抗力，往往可以逐渐缓解症状。治疗一般采用中成药、物理疗法，改善局部组织症状。一般使用短波、超短波、激光、离子透入、蜡疗等物理疗法，可促进盆腔血液循环，改善组织营养状态，提高新陈代谢以利炎症吸收和消退。各种抗菌药物应根据细菌的敏感试验来选用。有明显肿块者可行手术切除。若有宫内避孕器应取出，治愈后再放入。

应用中药治疗慢性盆腔炎效果较好，湿热型以小腹疼痛拒按，腰骶疼痛，带下量多、色黄质稠或伴有低热为特点，可服用妇科千金片；寒湿兼瘀阻者以小腹冷痛，喜温喜按，腰骶酸痛，带下量多、色白质稀为特点，可服用少腹逐瘀丸；气滞血瘀者以小腹胀痛拒按，经前乳胀，行经腹痛加重，月经有血块、血块排出痛减为特征，可服用妇科回生丹。除服药外还可做外敷，炒大青盐500克或醋拌坎离砂500克，用布包敷于下腹部，还可用红藤煎100毫升做保留灌肠。

盆腔炎可引起不孕，所以生育期女性预防盆腔炎是非常重要的。预防的具体措施有：人工流产后3周内、分娩后6周内不能做宫腔手术，也不能性交、冲洗、游泳；避免在月经期性交；积极防治性传播疾病；平时做好避孕，少做或不做人工流产。被诊断为急性或亚急性盆腔炎患者，一定要遵医嘱积极配合治疗，以免转成慢性盆腔炎。慢性盆腔炎患者也不要过于劳累，做到劳逸结合，节制房事，以避免症状加重。

未婚女性为什么会得盆腔炎

一般而言，未婚女子不易患内生殖器炎症，但这也不是绝对的。因为致病菌除了可以通过性交、妇科手术进入生殖器外，还可通过其他方式侵犯生殖器。常见的有以下几种：

①**不良生活习惯**：如经期盆浴是常见的诱因。因为月经期抵抗力下降，下身泡在水中，水中的致病菌可经阴道上行进入内生殖器而引起炎症。

②**不洁的自慰**：手指或器械表面都沾有致病菌，甚至可能有淋菌、支原体等性病病原体。当用这些不洁物按摩阴蒂或插入阴道时，有可能将病菌带入生殖道内，招致炎症。

③**其他疾病**：最常见的是阑尾炎。若阑尾炎就诊延迟，阑尾化脓，炎性渗出物即可流入盆腔，引起输卵管炎。患急性肠炎，肠道内的病菌可经血管、淋巴管传播至生殖器，引起生殖器炎症。肺结核的病菌可经血流进入盆腔，肠结核病菌则可直接侵犯生殖器，引起生殖器结核病。

▶ 滴虫性阴道炎

什么是滴虫性阴道炎

滴虫性阴道炎是由阴道毛滴虫感染引起的下生殖道炎症。毛滴虫喜欢待在温暖潮湿的环境中，女人的阴道最适合它生存。通常，某些健康女性阴道内就有阴道毛滴虫，但并不引起阴道的炎症，这是因为阴道内环境暂时不适合毛滴虫大量繁殖，或是毛滴虫毒力不强。但是当阴道内环境发生变化，酸性减弱时，就有利于毛滴虫大量繁殖，引起滴虫性阴道炎。女性在月经期、妊娠期和产后最容易发病，因为此时抵抗力差，阴道内酸度减弱，适宜毛滴虫的生长和繁殖。

毛滴虫可以通过性交直接传染，也可通过公共浴池、游泳池、游泳衣、坐式便池、马桶等间接传染。公共浴池的座椅或公共厕所的坐便器被带虫者的分泌物污染，那么后来者如果直接坐在座椅或坐便器上就有可能被传染。公共浴池，夏天密度很大又消毒不严的游泳池，借穿他人内裤等，都可能造成毛滴虫的传播。另外，家庭成员间互用洗浴盆、医源性交叉感染，也是导致毛滴虫间接传播的原因。

患滴虫性阴道炎后有哪些表现？最常见的症状是白带增多。急性期时大量的白带有可能湿透内裤，患者因此常常需要使用卫生巾。白带为白色泡沫样，质稀，有特殊的臭味，引起外阴瘙痒，还常伴有外阴烧灼感、性交痛，以及尿频、尿急、尿痛等泌尿道症状。医生检查可见外阴有抓痕，小阴唇、阴道口充血水肿，由于白带较多，常见稀脓样白带自阴道口流出；阴道黏膜充血水肿，有大量脓性泡沫状白带积聚；宫颈充血。

急性滴虫性阴道炎未经治疗或治疗不彻底，可以转为慢性滴虫性阴道炎。这时的白带会比急性期有所减少，多为灰白色米泔样，仍有臭味。有泌尿道感染时会出现尿频、尿急、尿痛症状。查看局部可见外阴、阴道黏膜色淡红或有轻度充血。

怎样治疗滴虫性阴道炎

目前临床上用于治疗滴虫性阴道炎的药物，主要是硝基咪唑类的药物。滴虫性阴道炎患者经常有其他部位的毛滴虫感染，比如尿道、尿道旁腺、前庭大腺滴虫感染等，所以滴虫性阴道炎的治疗是需要全身用药的，即用口服药物进行治疗。

①**用药方案一**：口服甲硝唑2克，单次口服；或口服替硝唑2克，单次口服。上述两种药服用一种即可，不要重复使用。

②**用药方案二**：口服甲硝唑400毫克，每日2次，连续服用7天。

需要提醒的是，患者服用甲硝唑24小时内或在服用替硝唑72小时内不要饮酒，否则患者会出现皮肤潮红、呕吐、腹痛、腹泻等不良反应，对治疗和健康都是不利的。

对于那些不能吃药或不适宜全身用药的患者，可以选择阴道局部用药的方法，但治疗效果不如口服用药好。

经过治疗，如果症状已经完全消失，患者就不用随诊了。但是滴虫性阴道炎也是一种容易复发的疾病，一旦再次感染或者月经之后又复发了，患者必须继续治疗，直至症状消失。

怎样预防滴虫性阴道炎反复发作

滴虫性阴道炎主要的直接传播途径是性接触，间接传播途径是公共浴池、浴盆、浴巾、游泳池、坐便器、衣物、污染的器械等。即使与女性患者有一次无保护性交，约70%的性伴侣也会被传染。通过性接触，男性传染给女性的概率往往更高。由于男性感染后常常没有任何症状，所以也更容易成为感染源，并且是女性患者病情反复发作的原因之一。

为了避免女性患者反复感染，性伴侣也要同时进行治疗，在治愈前不能有性生活，或不能有无保护的性生活。患者的内裤以及洗涤用的毛巾、衣物等，应煮沸5～10分钟，以消灭病原菌。在疾病治愈前，不要再到公共浴室、游泳场洗浴、游泳，要有最起码的公德意识。

患者吃哪些食物有益于治疗滴虫性阴道炎

滴虫性阴道炎患者的饮食宜清淡而富有营养，应该多饮水，多吃新鲜的水果、蔬菜。

①多吃富含B族维生素的食物，例如小麦、高粱、芡实、蜂蜜、豆腐、鸡肉、韭菜、牛奶等。

②多吃新鲜的水果和蔬菜。

③多吃具有一定抗菌作用的食物，如大蒜、洋葱、马齿苋、鱼腥草、马兰头等。

滴虫性阴道炎患者应忌食哪些食物

滴虫性阴道炎患者饮食禁忌有以下几类：

①忌辛辣食品：辛辣食品多食易生燥热，能助火生炎，加重症状。

②忌海鲜发物：虾、蟹、贝、带鱼等海产品会加重瘙痒，助长湿热，不利于炎症的消退。

③忌甜腻食物：油腻食物如猪油、奶油、牛油等，高糖食物如巧克力、甜点心等，这些食物有助湿增热的作用，会增加白带的分泌量，并影响治疗效果；燥热之品，如羊肉，肥甘厚腻、煎炸辛辣的食品，如辣椒、姜、葱、蒜、海鲜、牛肉等，这些食物最好都不要吃。

④忌烟酒：吸烟、饮酒会影响人体的新陈代谢，助长湿热，不利于疾病的治疗和康复。

▶ 外阴阴道念珠菌病

什么是外阴阴道念珠菌病

外阴阴道念珠菌病（也称"念珠菌性阴道炎"），就是我们通常所说的霉菌性阴道炎，是由念珠菌引起的一种常见的妇科疾病。引起阴道炎的通常是念珠菌中的白色念珠菌。念珠菌是一种真菌，对热的抵抗力不强，一般加热至60℃1小时后就会死亡。但念珠菌有较强的能力对抗干燥、日光、紫外线及化学制剂。

外阴阴道念珠菌病的典型症状是外阴瘙痒，瘙痒症状时轻时重，时发时止，瘙痒严重时坐卧不宁，寝食难安，重症患者还有排尿痛、性交痛等症状。白带增多是此病的另一主要症状。白带一般很稠，性状像豆腐渣样。

10%～20%没有怀孕的女性以及30%的孕妇的阴道中都有念珠菌，但数量极少，不会引起症状。只有当全身及阴道局部免疫能力下降时，白色念珠菌才大量繁殖，引发炎症。

近年来，外阴阴道念珠菌病呈逐年增长趋势，大约有75%的女性至少得过一次外阴阴道念珠菌病，50%的人经历过一次复发。

容易得外阴阴道念珠菌病的人有：

①妊娠女性。

②糖尿病患者。

③大量应用免疫抑制剂及广谱抗生素的女性。

④服用含高剂量雌激素避孕药的女性。

⑤长期穿紧身化纤内裤及肥胖的女性。

外阴阴道念珠菌病是怎样传播的

外阴阴道念珠菌病的传播途径有内源性的和外源性的两种，主要传播途径是内源性传染，平时寄生于阴道、口腔、肠道的念珠菌一旦条件适宜即可引起感染。少部分患者可通过性交直接传染。极少数患者可能通过接触感染的衣物传染。

①患糖尿病后，体内糖代谢紊乱，血糖升高，阴道内酸度增加，适宜念珠菌生长繁殖。

②妊娠期雌激素水平升高，阴道酸度增加，有利于念珠菌生长。

③月经前期阴道pH值升高，适宜念珠菌生长而发病。

④长期使用抗生素，抑制乳酸杆菌的生长，导致菌群失调而发病。

⑤性生活。

⑥在未经严格消毒的盆池、桑拿洗浴中心洗澡而感染。

⑦和家中患有外阴阴道念珠菌病的患者的被褥、衣裤混洗及共用洗外阴的盆、毛巾而感染。

为什么外阴阴道念珠菌病总是反复发作

外阴阴道念珠菌病反复发作的原因有以下几方面：

①部分患者经治疗症状得到缓解就停止用药，结果念珠菌仅是受到抑制，并没有完全被杀死，当月经前后阴道的酸碱度发生改变时，念珠菌再次大量繁殖，于是病情复发。

②夫妻双方没有同时治疗。妻子通过性交把病传染给丈夫，使丈夫成为带菌者，如果仅女方治疗而男方不治疗，性生活时妻子就会被丈夫再次感染，使念珠菌在夫妻双方之间反复传递，因而导致外阴阴道念珠菌病的反复发作。

③人体自身就是念珠菌的携带者，如果平时有不良的卫生习惯，大便后擦拭时总是由肛门向尿道方向擦，就有可能将肠道中的念珠菌带入阴道，造成外阴阴道念珠菌病反复发作。

④经常或长期使用抗生素，反复破坏阴道菌群间的制约关系，导致念珠菌生长旺盛。

⑤糖尿病患者没有积极治疗糖尿病。

⑥使用不合格的卫生巾或与别人共用洗浴盆具等。

怎样预防外阴阴道念珠菌病反复发作

针对复发的高危因素，为防止外阴阴道念珠菌病反复发作，应做到：

①正规治疗外阴阴道念珠菌病，做到彻底治愈。

②夫妻双方同时治疗。

③养成良好的卫生习惯。

④不滥用抗生素。

⑤糖尿病患者应积极调整血糖。

⑥平时要注意卫生，积极锻炼身体，均衡饮食。

外阴阴道念珠菌病反复发作会发展为癌症吗

外阴阴道念珠菌病具有容易反复发作的特点，有些患者担心反复发作会引起所谓的"阴道癌"或"宫颈癌"，这种担心是不必要的。

从病因上看，阴道癌变或宫颈癌变，多由高危型人乳头瘤病毒感染引起，而外阴阴道念珠菌病是由念珠菌引起的，因此，外阴阴道念珠菌病不会发展为癌症。

外阴阴道念珠菌病会影响怀孕吗

一旦得了外阴阴道念珠菌病，患者阴道内的正常环境就被破坏了，炎性细胞可吞噬精子，并使精子活动力减弱，白色念珠菌有凝集精子的作用，患病后女性的性交痛导致其性欲减退，这些因素都会影响妊娠。因此，外阴阴道念珠菌病若不能得到及时的治疗，有可能影响女性受孕，患者要及时到正规医院进行治疗。

清洗会阴，越勤越好吗

女性会阴需要清洁，但不是洗得越勤越好，过度的清洁会破坏黏膜表面的保护膜，使其变得干燥不适，乃至瘙痒。其实清洗的次数保持每天一次就可以了，而且在一般情况下不要对阴道内进行冲洗，对阴道内的冲洗会增大妇科炎症的发病率。

清洗会阴最好采用淋浴的方式，用温水冲洗，如果无淋浴条件，可以用盆代替，但要专盆专用。应先洗净双手，然后从前向后清洗外阴，再洗大、小阴唇，最后洗肛门周围及肛门。正常情况下不要进行阴道内冲洗。如果阴道瘙痒，小便时有灼烧的痛感，阴道分泌物异常，阴道中出现肿块，有异味，一定要去医院就诊。

外阴瘙痒可以用热水洗烫缓解吗

外阴瘙痒是外阴阴道念珠菌病的主要症状，但不能过度搔抓、摩擦，用热水洗烫的方法缓解瘙痒更是不可取的，那样会造成皮肤黏膜的损伤和继发感染。如果瘙痒得不能忍受，可以用温水冲洗或浸泡20分钟，注意不是热水是温水，这样也可以缓解瘙痒。还可以每天用2%～4%小苏打液冲洗阴道和清洗外阴1～2次，形成不利于念珠菌生存的碱性环境，从而缓解外阴瘙痒（注意不可长期使用）。如果上述方法都无效，就得及时到正规医院进行治疗了。

用高锰酸钾溶液洗外阴对治疗外阴阴道念珠菌病有用吗

念珠菌平时寄生在阴道中，在患者抵抗力降低或长期大量应用广谱抗生素等药物时，念珠菌会趁着菌群紊乱而迅速繁殖，从而让患者得上外阴阴道念珠菌病。如果此时用高锰酸钾溶液进行治疗，非但不能抑制念珠菌繁殖，有时甚至会加重病情，所以这种方法不可取。对外阴阴道念珠菌病有辅助治疗作用的是2%～4%的小苏打，用这种溶液冲洗外阴及阴道，可以形成不利于念珠菌生存的碱性环境，对外阴阴道念珠菌病有辅助治疗作用。

外阴阴道念珠菌病与日常饮食有关系吗

总体来说，外阴阴道念珠菌病与日常饮食关系不大。但是对于有糖尿病、免疫力低下或者妊娠期的女性，如果过量食用含糖量高的食物，可能会使阴道内的酸性明显增高，从而为白色念珠菌的生长、出芽、黏附提供有利的条件。所以，日常饮食和外阴阴道念珠菌病还是有些关系的。

外阴阴道念珠菌病的治愈标准是什么

得了外阴阴道念珠菌病一定要到正规的医疗机构对症治疗。要坚持治疗，定期复查，不要怕麻烦。患者经过药物治疗后，症状会很快改善或消失，但这只是念珠菌暂时受到了抑制，患者千万不要就此停药，而应该遵照医嘱，完成疗程（月经期可以暂停用药）。一般在单纯性外阴阴道念珠菌病治疗后7～14天和下一次月经后进行随访，两次分泌物真菌学检查呈阴性，就表示治愈了。对于复发性念珠菌病需要在治疗后7～14天、1个月、3个月、6个月分别随访一次。

怎样预防外阴阴道念珠菌病

预防外阴阴道念珠菌病有以下措施：

①**消除致病条件**。正常人体就是念珠菌的携带者，病菌与人体共生，只有在一定条件下才可能致病。因此，只要消除致病条件，就能达到预防的目的。

②**锻炼身体**。均衡饮食，不过食含糖量高的食品。

③**养成良好的卫生习惯**。上厕所前也应该洗手；不用不洁卫生纸；排便后擦拭外阴时应从前向后擦；每日清洗外阴，换洗内裤并放在通风处晾干；自己的盆具、毛巾自己专用；内裤与袜子不同盆清洗。

④**合理穿衣**。不穿化纤内裤，不穿紧身、透气差的衣裤；不借穿他人内衣、内裤及泳装。

⑤**注意卫生**。使用公共厕所时尽量避免坐式马桶；提倡淋浴，不洗盆浴；浴后不直接坐在浴室座椅上；不在消毒不严的泳池内游泳。

⑥**不过度讲究卫生**。阴道内环境呈弱酸性，又有许多菌群共同存在，菌群间的相互制约作用能抑制某种菌属过度增长，这是人体的一种自然防御系统。过度地清洗阴道，无疑是将阴道的弱酸环境和菌属间的相互制约关系破坏了，于是念珠菌就会大量繁殖，人就会得外阴阴道念珠菌病。

⑦**不滥用抗生素**。长期大量应用抗生素会破坏阴道细菌间的制约关系，使念珠菌失去抑制作用，因过多生长而致病。

⑧**积极治疗糖尿病**。糖尿病患者平时可用适宜浓度的苏打水清洗外阴，提高阴道的pH值，抑制念珠菌生长。

⑨**注意避孕方法的使用**。使用药物避孕的女性如果反复发生外阴阴道念珠菌病，应停用避孕药，改用其他方法避孕。

▶ 细菌性阴道病

细菌性阴道病是一种什么病

有些女性患者突然白带变多，还有一股鱼腥臭味，这股异味很令人尴尬。到医院就诊，经检查得知，原来是得了细菌性阴道病。那么，细菌性阴道病到底是一种什么病，应该怎么治疗呢?

细菌性阴道病就是我们过去所说的非特异性阴道炎。患者的阴道分泌物中含有一种不同于嗜血杆菌的细菌，这种细菌导致的炎症不明显，或者没有炎症改变，因此称之为"阴道病"，而不称之为"阴道炎"。

细菌性阴道病的主要特征是阴道乳酸杆菌减少或消失，相关微生物反而增多。该病的相关因素包括盆腔炎、不孕、流产、妇科和产科手术后感染、早产、胎膜早破、新生儿感染和产褥感染等，致病菌包括阴道加德纳菌、普雷沃菌属、动弯杆菌、拟杆菌、消化链球菌、阴道阿托波菌和人型支原体等。

女性生殖系统是怎样进行自我防护的

女性生殖系统大体从两个方面进行自我防护。

第一，生理结构具有防御功能。

女性外阴部两侧的大阴唇自然合在一起，处于闭合状态，把阴道口、尿道口遮盖住了；女性阴道壁能随着体内雌激素水平的上升而不断增厚，并周期性地脱落，起到自我清洁的作用，这些特点形成了女性自然的防御功能。

第二，阴道正常菌群保持着协调平衡的状态，也对生殖系统具有保护作用。

乳酸杆菌有相当好的黏附能力，能在阴道内形成生物膜，阻止致病菌的黏附和侵袭。

阴道各种微生物菌群之间是相互制约、相互作用、相互依赖的，它们共处于阴道的微生态环境中，保持着协调平衡的状态。在正常情况下，乳酸杆菌与其他微生物一起存在于阴道，处于微生态平衡状态，保护着女性生殖系统的健康。

细菌性阴道病需要治疗吗

以下3种人需要治疗细菌性阴道病：

①有症状的患者。

②准备做妇科和产科手术的患者。

③无症状的孕妇。

治疗的目的是减轻阴道感染症状，减少流产或子宫切除术后感染并发症的风险。此外还有其他益处，比如减少其他感染以及降低性传播疾病的风险。

怎样治疗细菌性阴道病

对于细菌性阴道病的治疗，大体分为以下几种情况：

①非孕患者治疗：

首选方案：甲硝唑400毫克，口服，每日2次，共7天；或甲硝唑阴道栓（片）200毫克，每日1次，共5～7天；或2%克林霉素软膏5克，阴道上药，每晚1次，共7天。

替换方案：替硝唑2克，口服，每日2次，共3天；或替硝唑1克，口服，每日一次，共5天；或克林霉素300毫克，口服，每日2次，共7天。

此外，可选用恢复阴道正常菌群的制剂。

②妊娠期患者治疗：细菌性阴道病有可能导致胎膜早破、早产、羊膜腔感染和产后子宫内膜炎。妊娠期细菌性阴道病的治疗可选择甲硝唑（美国FDA认证的B级药物，需患者知情选择）400毫克，口服，每日2次，共7天；或者克林霉素300毫克，口服，每日2次，共7天。

③哺乳期患者治疗：选择局部用药，甲硝唑阴道栓（片）200毫克，每日1次，共5～7天；或2%克林霉素软膏5克，阴道上药，每晚1次，共7天。尽量避免全身用药。

④随访：治疗后没有症状不用随访，但复发时应随诊。孕妇要随访治疗效果。

需要特别提醒的是，患者服用甲硝唑24小时内或在服用替硝唑72小时内不能饮酒，否则会出现皮肤潮红、呕吐、腹痛、腹泻等症状。

治疗期间避免性接触。阴道冲洗可能会增加细菌性阴道病复发风险，所以不建议阴道冲洗。保持外阴清洁，饮食宜清淡，忌辛辣油腻。

性伴侣给予治疗并不能改善治疗效果及降低复发，因此，性伴侣不需要常规治疗。

改掉哪些习惯会降低患细菌性阴道病的风险

前面提到，育龄期女性的阴道是一个和谐的微生态系统，乳酸杆菌属于阴道内的优势菌群，但一些个人卫生习惯会破坏阴道微生态的平衡，应该改掉。

①**非经期使用卫生护垫**。这个习惯导致会阴局部透气性差，湿度、温度及pH值升高，使阴道的菌群发生改变，从而增加细菌性阴道病的发生率。

②**经常阴道冲洗**。这个习惯破坏了阴道的内环境，使阴道的酸度降低，不仅抑制了阴道乳酸杆菌的生长，而且为致病菌的繁殖提供了条件，是最不可取的卫生习惯。有研究证明，长期冲洗阴道的女性，得细菌性阴道病的机会会增加。

③**经期使用不卫生棉条**。经期是人体免疫力较低的时期，如果棉条消毒不严格，再加上阴道pH值升高，细菌就会乘虚而入造成炎症的发生。

总之，个人卫生习惯与细菌性阴道病的发生有直接的关系，改掉各种不良或者"讲究"的卫生习惯会降低患病的风险。

PART 3

性传播疾病　预防很重要

▶ 什么是性传播疾病

什么是性传播疾病

性传播疾病有很多种，有的容易治愈，有的不容易治愈。可治愈或易治愈的性传播疾病通常是由细菌、衣原体、支原体、螺旋体等病原体引起的，如淋病、生殖道沙眼衣原体感染、梅毒（早期梅毒）、软下疳等。这些性传播疾病如使用合适的抗生素治疗，就能治好。

不可治愈或难以治愈的性传播疾病主要是由病毒感染引起的，如生殖器疱疹、尖锐湿疣、艾滋病。目前的抗病毒药物对病毒一般只能起抑制作用，短期内不能彻底清除，这就是为什么部分患者生殖器疱疹或尖锐湿疣容易复发的缘故。不过，人体对这些病毒可逐渐产生较强的免疫能力，抑制病毒，使其对人体不再具有危害性。

怎样知道自己是否得了性传播疾病

许多人在出现了生殖器不适，或有了不洁性生活后，常常担心自己是否得了性传播疾病。那么，如何确认自己是否患有性传播疾病？你若有这样的疑虑，可以从以下3个方面去判断。

（1）你是否有性传播疾病的主要症状

患了性传播疾病大都有泌尿、生殖器官的表现，所以应该认真观察自己有无下列改变。

淋病和非淋球菌性尿道炎表现为泌尿生殖系统的炎性改变，无论男女患者都会有小便时尿道疼痛、烧灼感，尿道口有或稀或稠的脓性分泌物，淋病引起女性生殖系统炎症时，还有脓性白带、腰痛和下腹痛等。

尖锐湿疣可在生殖器上出现单个或小而散在的赘生物，疣体表面凹凸不平、粗糙、大小不等，呈菜花状，合并细菌感染时可形成糜烂，有恶臭味，有的糜烂面触之易出血。

生殖器疱疹初期，生殖器会有不同程度的烧灼感，继而出现红斑或丘疹，紧接着发生簇集形小水疱，可有烧灼、疼痛、刺麻感，但多不化脓。重者可伴发全身不适，如发热、头痛、乏力或双侧腹股沟淋巴结肿大等。

梅毒开始时在外阴部出现一暗红色斑丘疹，继之丘疹表面糜烂，形成浅表的溃疡。这种溃疡质硬，因此称为硬下疳，又叫初疮。溃疡的基底部清洁无脓液，可有少量浆液性渗出。常伴有腹股沟淋巴结的无痛性肿大，坚硬，且不痛。

软下疳初发为外生殖器部位的炎性小丘疹。24～48小时后，迅速形成脓疱，3～5天后脓疱破溃后形成溃疡，边界清楚，疼痛明显，触之柔软。

艾滋病病毒感染者在潜伏期没有任何自觉症状，但也有一部分人在感染早期可以出现发热、头晕、无力、咽痛、关节疼痛、皮疹、全身浅表淋巴结肿大等类似感冒的症状，有些人还可发生腹泻，皮肤和黏膜出现弥漫性丘疹、带状疱疹、口腔和咽部黏膜炎症及溃烂。

由于现代生活中性交方式的多样性，性传播疾病的症状也扩大到口腔、肛门、乳房等有性接触的部位。此外，位于生殖器附近的腹股沟淋巴结常有红肿、疼痛等反应。

需要指出的是，半数以上的女性得了性传播疾病常无明显症状，由于女性的生殖器较隐秘，当它有异常情况时，自己看不到，而这些部位又不那么敏感，一般不会感觉到疼痛，所以有病发现不了，常常延误治疗。以淋病为例，男性得了淋病后，症状很明显，尿道口可以出现大量黄色脓性分泌物；而女性得了淋病后，一半的患者不出现任何症状，有的虽有白带增多、色黄等现象，但这些症状是许多妇科疾病都有的，患者不一定想到这是性传播疾病。再有像生殖器疱疹，发生在男性外生殖器部位的疼痛性水疱易被患者察觉，而女性的生殖器疱疹可发生在宫颈黏膜，自己看不到，又没有感觉，仅仅表现为有黏液脓性分泌物流出，常常被忽视。很多梅毒的病症处于潜伏状态，患者自己全然不知，常在分娩时传给婴儿后才查出母亲患了性传播疾病；许多感染艾滋病的患者在几年的潜伏期中也无任何症状，但他（她）同样可以传染他人。所以是否得了性传播疾病不能仅凭症状来确定。

（2）你是否有性传播疾病接触史

这是判断性病的重要依据。性传播疾病接触史指有婚外性生活，如卖淫女、暗娼，有多个性伴侣，则患性传播疾病的可能性就更大了。

此外，如果与性传播疾病患者有间接接触，如共用浴巾、被褥、马桶、内衣、内裤等，也可能被传染。

（3）你是否到医院做过检查

有不洁的性生活史，加之生殖器出现异常病变，只能说明你存在患性传播疾病的可能性，到正规医院让医生做检查，并做血液和分泌物检查，才能最终确诊。

女性得了性传播疾病后，临床检查较男性困难，男性生殖器外露，直接检查即可。而对女性则需要借助扩阴器做内检，才能观察到阴道和宫颈的病变。发生在阴道或宫颈的尖锐湿疣，如果病变小或部位隐匿，很容易漏诊。如用涂片检查诊断女性淋病，有一半的患者会漏诊，必须做分泌物细菌培养才行，而这样的检查在某些医疗机构往往因不具备条件而放弃，最终造成误诊。

许多人怀疑自己有性传播疾病时，不敢去正规医院就诊，其实这是完全没有必要的。首先，医院很少有性传播疾病科室的挂牌，你只需到皮肤科或妇科就诊，并没有人知道你是性传播疾病患者。正规的诊断和治疗有利于疾病的治疗与身体恢复，同时免去不必要的花费，最重要的是，在医院就诊你能得到准确的诊断和正确的治疗，能尽快痊愈，而且非常安全。在非正规医疗机构就诊，由于其不具备应有的化验设备，难以作出准确的诊断。更可悲的是，有些人患的不是性传播疾病也被当作性传播疾病治疗，花费了大量的金钱和时间，还有些诊所不做皮试就注射青霉素，甚至致使患者丢掉性命。

性传播疾病中有一部分只要及时接受正规治疗是可以彻底治愈的，如淋病、梅毒、非淋菌性尿道炎等。但是如果患者不及时到医院去接受规则的抗生素治疗，而是自己不规则用药，或者找没有行医资格的人去医治，就会因不能彻底治愈而耽误病情，逐渐转变成慢性过程，严重损害健康，甚至造成死亡。

所以当怀疑自己患了性传播疾病时要到正规医疗机构就医。如果对自己是否患上了性传播疾病拿不准，可以拨打当地性病防治机构的咨询电话，互联网上也有大量的这类信息可以查询。

性传播疾病对胎儿有何影响

如果在患性传播疾病期间怀孕了，或者怀孕后发现有性传播疾病，那么最让人担心的是胎儿是否受影响。那么，性传播疾病患者怀孕后应该怎么办呢？

①**梅毒**：梅毒可以遗传导致胎儿先天性梅毒，但并不是所有患梅毒的孕妇生下的胎儿都会患先天性梅毒。梅毒通常在怀孕四五个月之后，才会通过胎盘传给胎儿，所以在怀孕刚开始的四五个月之内，不必担心疾病会传给胎儿。后期只要一发现就马上治疗（治疗妈妈的同时治疗胎儿），这样就不会生出先天性梅毒儿。

随着病程的延长，母亲传染胎儿的概率逐渐减小。病程超过5年后就有可能生出健康的婴儿；超过10年时，胎儿被感染的机会已经极少。还有另一种情况，即母亲并未患梅毒，却生出先天性梅毒儿，这是因为患儿父亲的精子中带有梅毒螺旋体，精子在与卵子结合产生新生命的同时，也将梅毒遗传给了下一代。

胎儿分娩时，也可以经产道而传染上梅毒，但这不属于胎传梅毒。

梅毒患者患病期间不宜怀孕。如果患者发现怀孕了，要尽早治疗。是否保留胎儿，医生会根据孕妇的意愿行事。

②**尖锐湿疣**：人乳头瘤病毒可通过分娩过程传染给婴儿，使之发生喉头疣及引起喉部乳头状瘤。即使母体感染后无临床症状，病毒也可以通过血液或胎盘传播给胎儿，所以患有此病的女性足月妊娠时，以做剖宫产术为妥。

③**非淋菌性尿道炎**：母亲感染非淋菌性尿道炎，可以通过生殖道在分娩时引起新生儿感染，所以在妊娠期间要积极治疗。红霉素作为孕妇、哺

乳期妇女的首选药物，对解脲支原体性尿道炎较四环素更显优势。

④淋病：在自然流产的孕妇中，淋病导致的流产约占32%。妊娠中、晚期感染淋病后，易发展成播散性淋菌感染，引起羊膜腔内感染、羊膜早破、早产等并发症，病情严重的可发生产褥感染、产后败血症，危及母子的生命。如果妊娠期患淋病不进行彻底治疗，在分娩过程中，产道中的淋菌便会侵犯新生儿，常见的是新生儿淋菌性结膜炎，一般新生儿出生4天后双眼出现症状，若治疗不及时，极易角膜溃疡而导致失明。

孕妇感染淋病，治疗时首选青霉素类抗生素，对青霉素过敏或耐药者，可用头孢霉素类药物（如壮观霉素）。只要用药及时、足量、彻底，治愈率可达100%，一般不影响胎儿。一旦尚未治愈就面临分娩，胎儿在经过产道时和产后都要给予适当处理，以免对胎儿造成危害。

需要提醒的是，对孕妇淋病治疗的同时，也要对有淋病的性伴侣进行彻底治疗，以防再次感染；不要找江湖游医滥用药物，以免危害胎儿。

有人说如果妊娠早期发现淋病，做流产把胎儿"流"掉不是就安全了吗？这种做法不可取，为什么呢？这是因为在淋病或"非淋"未治愈时，人工流产作为一种手术，必然会导致子宫内的创伤，这就很可能使淋菌侵入子宫腔，进而造成盆腔感染，其后果不仅会使炎症扩散，还会造成输卵管不通，引起不孕。所以患有淋病和"非淋"的孕妇不宜接受人流手术。如果不想要孩子需施行流产术前，一定要先治愈才行。

⑤生殖器单纯疱疹：孕妇在妊娠的早期，特别是头3个月内染上生殖器单纯疱疹，有可能导致胎儿发育异常、流产、早产或胎死腹中。即使胎儿勉强存活到出生，也难免发生全身大面积的皮肤黏膜疱疹，同时还可有肝脏肿大、癫痫发作等现象同时发生。这种情况医学上称为"先天性单纯疱疹病毒感染"。患生殖器单纯疱疹的孕妇还可使胎儿出生时发生2型单

纯疱疹病毒产道感染。受感染的新生儿大多在1日后出现哭闹不安、不吃奶，并在口腔、皮肤及眼睛等部位出现疱疹，症状严重者还可发生病毒血液播散和病毒性脑炎。大约有60%的患儿会因此而死亡。幸存的患儿大多数都会发生痴呆和愚型、智力障碍或先天性脑瘫等后遗症。

所以，妊娠3个月以内感染了生殖器部位的单纯疱疹，可以做流产；妊娠末期感染了单纯疱疹，应做剖宫产。

⑥**艾滋病**：艾滋病（HIV）可造成母婴传播。母亲是艾滋病患者或感染者，可通过血液或母乳将艾滋病病毒传播给胎儿或新生儿。已感染艾滋病病毒的女性生育的孩子有1/3可能会从母体感染艾滋病病毒。大部分带有艾滋病病毒的孩子会在3岁以前死亡。

目前，对艾滋病虽然可以控制感染，延缓发病，但尚无法治愈，所以建议女性在患病期间在自愿咨询检测后再考虑怀孕问题。如果怀孕后发现感染了HIV，该如何预防艾滋病病毒由母亲传播给胎儿？

阻断HIV母婴垂直传播的有效措施为：产科干预+抗病毒药物干预+人工喂养。应用此综合措施，可使母婴垂直传播率降低至1%～2%。

a.终止妊娠：多数情况下是不需要终止妊娠的，必要时应该到医院的妇产科咨询。对妊娠小于12周或妊娠期健康状况欠佳的女性，特别是艾滋病的急性患者，建议终止妊娠，因为人工流产手术越早就越简单、越安全。因此，需要做人工流产的孕妇，应尽量争取在妊娠10周以内做手术，以减轻流产者的痛苦。

b.行为干预：如果继续妊娠，应避免或减少无保护性性行为，避免多性伴侣性行为。

c.改变生活方式：禁止吸毒和吸烟，合理营养，加强锻炼。

d.临床治疗：孕期进行抗病毒治疗，分娩期间和新生儿产后3天内分别应用抗HIV药物，可明显降低HIV传播率，但费用昂贵。分娩前进行产道清洗；应用选择性剖宫产手术、缩短产程等都可以降低母婴传播。最近有研究，给产妇和婴儿用维乐命，全程费用不到4美元，这对广大发展中国家来说无疑是一大福音。

e.改变喂养方式：人工喂养是最安全的喂养方式。

哪些性传播疾病影响生育

影响女性生育能力的性传播疾病主要有淋病、梅毒和非淋菌性尿道炎。

未经过治疗的女性淋病和非淋菌性尿道炎，可扩散感染至子宫、输卵管和盆腔，引起这些部位的炎症而导致不孕症或宫外孕，尤以淋病引起的不孕症或宫外孕更为多见。由于输卵管黏膜对淋球菌高度敏感，因而淋病时常侵犯输卵管，发生炎症、粘连和阻塞而造成不孕，若反复发作则会使不孕症和宫外孕的可能性增加。

早期患梅毒妇女的不孕率达到40%，即使怀孕了，也很容易流产、早产或死胎。一般认为，在妊娠18周以前，胎儿不发生梅毒感染，但随着妊娠月份的增加，胎儿感染的比例不断增加，到8个月时达高峰，随着胎儿与感染母体接触时间的增加，感染的可能性也会增加。

因此，患性传播疾病的孕妇或准备要孩子的性传播疾病女性患者应向医生咨询。例如，患梅毒的女性应在正规治疗后随访2～3年，彻底治愈后方可要孩子。

大多数性传播疾病只要做到早期诊断、早期治疗，一般都能达到痊愈，不会影响生育。

▶ 淋　病

什么是淋病

由淋病奈瑟球菌引起的泌尿生殖系统的化脓性感染就是淋病，是常见的性传播疾病之一。感染淋球菌后，多数患者表现为尿道炎和宫颈炎，传播途径是性接触或与患者共用物品，或新生儿的母亲有淋病史等。淋病潜伏期为1～10天，一般为3～5天。

淋病有哪些症状

男性患者的典型症状是尿痛、尿道口红肿、溢脓，可有尿急、尿频及伴有全身不适；女性患者常表现为白带增多、脓性；有腰痛、下腹痛、子宫颈红肿、宫颈口糜烂、有脓性分泌物。前庭大腺部位可发生红肿及疼痛，可有较轻的尿急、尿频、尿痛、尿道口红肿及脓性分泌物。幼女可有外阴阴道炎、外阴及肛门周围皮肤黏膜红肿，阴道溢脓。

有并发症的淋病，男性可出现前列腺炎、精囊炎、附睾炎、尿道狭窄；女性可出现输卵管炎、盆腔炎；严重时可发生播散性感染，表现为寒战、高热、皮疹、关节炎、心包炎、心内膜炎等全身症状。

其他部位淋病如淋菌性结膜炎，其症状为结膜充血水肿，有大量脓性分泌物。新生儿淋菌性结膜炎大部分是分娩时经患淋病的母亲产道所感染，多为双侧；成人淋菌性结膜炎常是患者自身或性伴侣的泌尿生殖道淋球菌感染的分泌物，通过手指或毛巾等污染眼睛而被感染，多为单侧。

怎样治疗淋病

淋病的治疗应遵循及时、足量、规则用药的原则，根据不同的病情采用相应的治疗方案。性伴侣如有感染应同时接受治疗。治疗后应进行随访。

临床治疗结束后两周内，在无性传播疾病接触史情况下，符合如下标准则为治愈：a.症状和体征全部消失；b.在治疗结束后4～8天内从患病部位取材，做涂片和培养均为阴性。

淋球菌对抗生素比较敏感。20世纪40年代中期，青霉素治疗淋病非常有效，成为治疗淋病的首选药物。随着青霉素的广泛应用，淋球菌对青霉素有了耐药性，淋病的治疗越来越困难，目前使用的是第三代头孢菌素，如头孢曲松、头孢噻肟及头孢克肟等，对治疗淋病还是有效的。若不能排除衣原体感染，可采用阿奇霉素或多西环素治疗。若对青霉素或头孢类过敏，可选用大观霉素治疗。

▶ 生殖道沙眼衣原体感染

什么是生殖道沙眼衣原体感染

沙眼衣原体是一类寄生在细胞内的原核细胞型微生物，感染人类泌尿生殖道后致人发病，潜伏期为1～3周。

患病后男性患者表现为尿道炎，常有尿痛或尿道分泌物。尿痛的程度比淋病轻，有时仅表现为尿道的刺痛和痒。尿道分泌物常有浆液性或黏液脓性，较稀薄，量也较少。女性患者有尿急、尿痛等尿道炎症状，但主要是宫颈内膜炎。宫颈有充血、水肿，触之易出血，黄色黏液脓性分泌物增多以及下腹部不适等症状，但也有相当数量的患者症状轻微或无任何临床症状。

怎样治疗生殖道沙眼衣原体感染

生殖道沙眼衣原体感染的治疗原则有：

①早期诊断、早期治疗。

②及时、足量、规则治疗。

③不同病情采用不同的治疗方案。

④同时治疗性伴侣。

生殖道沙眼衣原体感染的治愈标准是患者的自觉症状消失。男性患者无尿道分泌物，尿沉渣无白细胞；女性患者宫颈内膜炎临床表现消失。

一般来说，生殖道沙眼衣原体感染通过及时正规的治疗，都能取得较好的疗效。如果患者经治疗症状仍没有消失，或症状消失后又出现，最可能的原因是其性伴侣没有治疗，发生了再次感染，或是尿道炎或宫颈炎没有治愈，此时应及时复诊。

▶ 尖锐湿疣

什么是尖锐湿疣

尖锐湿疣又叫生殖器疣或性病疣，是一种由人乳头瘤病毒引起的性传播疾病，潜伏期短者3周，长者8个月以上，平均为3个月。尖锐湿疣的患者主要是性活跃人群，20~30岁是发病高峰。

得了尖锐湿疣，患者的生殖器、会阴、肛门周围或口腔、乳房等处会出现多个粉红色、灰白色或灰褐色丘疹或像菜花样的赘生物。女性会有白带增多的症状。

作为性传播疾病的一种，尖锐湿疣不仅影响本人的生活质量，还会危害他人的健康，所以一经确诊，应该积极治疗。

怎样治疗尖锐湿疣

尖锐湿疣的治疗原则是去除增生的疣体。目前常用的治疗方法有物理治疗和药物治疗两种。各种治疗方法虽然可以有效去除疣体，降低其传染性，但不能根除其感染性。

虽然尖锐湿疣的治疗效果比较好，但复发率较高。生殖器上的疣体被激光打掉后，可能没过多长时间又会长出来。在这种情况下，要格外注意患者是不是同时还有淋球菌、衣原体、支原体、滴虫、霉菌等病原体感染，如果有，应该同时治疗。

▶ 梅 毒

什么是梅毒

梅毒是一种广泛流行的性病，其病原体叫梅毒螺旋体。梅毒螺旋体只感染人类，它有两种类型，即获得性梅毒与胎传梅毒。获得性梅毒主要通过性接触传染，胎传梅毒通过胎盘传染，易引起胎儿全身感染。

梅毒的主要症状有：

①典型硬下疳：一般单发，大小1厘米～2厘米，形状为圆形或椭圆形，稍高出皮肤，不疼，多数都长在外生殖器，有的也长在肛门、宫颈、口唇、乳房等部位。

②腹股沟或患处淋巴结肿大，常为数个，大小不等，质地硬，不粘连，不破溃，不疼。

什么是二期梅毒

二期梅毒即病期2年以内的梅毒。主要症状有：

①皮疹，包括斑疹、斑丘疹、丘疹、鳞屑性皮疹及脓疱等，不痛但

瘙痒。

②口腔有黏膜斑，眼睛、骨骼、内脏及神经系统有损害。

③全身有轻微的不适感，浅表淋巴结肿大。

什么是三期梅毒

三期梅毒又叫晚期梅毒，由一期或二期梅毒发展而来。一般病期在2年以上。主要症状和危害有：

①结节性皮疹，近关节结节及皮肤、黏膜、骨骼树胶肿等。

②危害心血管，诱发单纯性主动脉炎、主动脉瓣闭锁不全和主动脉瘤。

③危害神经系统，诱发梅毒性脑炎、脊髓痨和麻痹性痴。

▶ 生殖器疱疹

什么是生殖器疱疹

生殖器疱疹又叫阴部疱疹或疱疹二型，由单纯疱疹病毒第一型及第二型传染而来，是与患者性交相关的性病。

生殖器疱疹可分为原发性和复发性两种。

①原发性生殖器疱疹：潜伏期3～14天，外生殖器或肛门周围有群簇或散在的小水疱，2～4天后破溃形成糜烂或溃疡，感觉疼痛。腹股沟淋巴结肿大，有压痛。患者常有发热、头痛、乏力等全身症状。病程2～3周。

②复发性生殖器疱疹：皮疹反复发作，有烧灼感、针刺感或感觉异常。外生殖器或肛门周围有一簇一簇的小水疱。病程7～10天。

怎样治疗生殖器疱疹

生殖器疱疹的治疗原则是及时、足量使用抗病毒药物，减轻症状、缩短病程和控制疱疹的传染与复发。

生殖器疱疹虽然容易复发，但治疗效果较好。

▶ 艾滋病

什么是艾滋病

艾滋病是由人类免疫缺陷病毒（英文缩写为HIV）引起的性传播疾病，最终导致患者全身免疫力丧失，形成众多并发症而死亡。

艾滋病的传播途径首先是性传播，其次是血液传播，第三种传播方式是母婴传播。

HIV主要存在于人的体液，如血液、精液、阴道分泌液、乳液、唾液、泪液、尿液、汗液和痰液等体液中。有传播作用的是血液、精液、阴道分泌液、乳液。也就是说，人的破损部位如伤口、溃疡，如接触到上述体液中的HIV就会感染艾滋病。而性生活时对皮肤黏膜的反复摩擦极易造成表皮破损。使用受到HIV病毒污染的未达到卫生标准的注射器具，也很容易感染艾滋病。

艾滋病病毒是通过体液传播的，日常的社交接触不会有被传染的危险。下列情况也是不可能传播艾滋病的：集会、游行、看电影、逛商店或在人多拥挤的场所活动；在幼儿园、学校学习和生活；活动于公共浴池、公共厕所、理发馆、美容厅、宾馆和旅社、游泳池、餐厅和食堂；与艾滋病病毒感染者社交性的接触，如共同进餐、谈话、乘车或礼节性的握手、拥抱和接吻都不会被感染；苍蝇、蚊子能传播一些传染病，但它们不会传播艾滋病，因为艾滋病病毒不会在这些昆虫体内生存。我们在日常的工作和生活中，不必过分地担忧和恐惧。

艾滋病有哪些症状

艾滋病常见的症状有以下几种：

①**一般性症状**：持续发热、虚弱、盗汗、全身浅表淋巴结肿大，体重下降量在3个月之内可达10%以上，最多可下降40%，患者消瘦特别明显。

②**呼吸道症状**：长期咳嗽、胸痛、呼吸困难，严重时痰中带血。

③**消化道症状**：食欲下降、厌食、恶心、呕吐、腹泻严重时有便血。通常用于治疗消化道感染的药物对这种腹泻无效。

④**神经系统症状**：头晕、头痛、反应迟钝、智力减退、精神异常、抽风、偏瘫、痴呆等。

⑤**皮肤和黏膜损害**：弥漫性丘疹、带状疱疹、口腔和咽部黏膜炎症及溃烂。

⑥**肿瘤**：可出现多种恶性肿瘤，位于体表的卡波希氏肉瘤可见红色或紫红色的斑疹、丘疹和浸润性肿块。

艾滋病目前尚无特效的针对病因的疗法，总的治疗原则为抗感染、抗肿瘤、杀灭或抑制HIV病毒、增强机体免疫机能。

什么是艾滋病的"窗口"期

由于医学发展的局限，目前还不能检测到艾滋病病毒，只能测出艾滋病病毒的抗体。但是，当人体被艾滋病病毒感染后，必须经过一些时间才能有病毒抗体出现。也就是说，体内已有艾滋病病毒，而且具有传染性，但又毫无症状，血中又暂时检测不到病毒抗体，这段时期被称为"窗口"期，"窗口"期为两周至3个月。

如果输入"窗口"期感染者的血液或与其共用注射器，就有被艾滋病病毒感染的危险；与"窗口"期感染者发生性接触，同样也可能感染艾滋病病毒。

一个人如果怀疑与自己接触的人有艾滋病，要想断定自己是否感染了艾滋病，在3个月内也许不能检测出艾滋病病毒抗体，但不能据此推断自己没有感染艾滋病，而应在3个月以后复查，最终确定自己是否是感染者。

另外，如果与你接触过的人，未被查出患有艾滋病，但几个月后查出有艾滋病，那么你也同样有被感染的危险。因为处在"窗口"期的艾滋病感染者是有传染性的。因此，"窗口"期是艾滋病患者最隐匿却最危险的传染期。

如何预防艾滋病

艾滋病令人恐惧，因为迄今为止，对艾滋病的治疗没有特效药物，所以预防就变得非常重要。下面的方法对每一个人都非常有益。

①拒绝毒品、洁身自爱，杜绝不洁性生活可以有效地预防艾滋病。

②正确使用避孕套，防止感染。

③注意输血安全，选用健康的献血血源。尽量不要使用进口血制品，无特殊需要时尽量避免应用血液制品及输血。

④防止不洁器械传染艾滋病。生病时要到正规的诊所、医院求治，不到医疗器械消毒不可靠的医疗单位特别是个体诊所打针、拔牙、针灸、手术。不用未消毒的器具穿耳孔、文身、美容。不与别人共用注射器，应使用一次性注射器。

⑤不与患者共用卧室及床上用品，对患者经常接触使用的器具包括桌椅、寝具、餐具等，定期用10%漂白粉溶液消毒。不与患者共用剃须刀、牙刷、洗脸盆、体温计等。

⑥接触艾滋病患者后，要立即洗手、消毒。如有伤口或刺破时，应立即消毒包扎，不要再接触患者。患者的性伴侣、配偶要定期进行艾滋病病毒抗体检查，对抗体阳性者家庭的其他成员，在有条件的地区也要进行艾滋病病毒检查。

若有艾滋病感染可疑时，可以到各地医学科研机构，大医院，省、市级防疫机构接受检查；一次抽血艾滋病病毒抗体阴性，不能完全排除没有传染上艾滋病，还应继续定期检查。

PART 4

妇科肿瘤不可怕

▶ 宫颈病变

什么是宫颈上皮内瘤变

宫颈上皮内瘤变（cervical intraepithelial neoplasia，CIN）是与宫颈浸润癌密切相关的一组子宫颈病变，包括宫颈不典型增生和宫颈原位癌，反映了宫颈癌发生发展中的连续过程。子宫颈位于子宫下部，近似圆锥体，上端与子宫体相连，下端深入阴道。子宫颈以阴道为界，分为上下两部分：在阴道穹隆以上的部分称宫颈阴道上部，宫颈突入阴道的部分称宫颈阴道部。宫颈的中央为前后略扁的梭形管腔，其上端通过宫颈内口与子宫腔相连，其下端通过宫颈外口开口于阴道，内外口之间即宫颈管，成年女性宫颈管非孕期长约2.5厘米～3厘米。

根据宫颈活组织检查病理结果，可将CIN分为3级，应给予不同的进一步检查和治疗：CIN1级（轻度异型）：异型细胞局限于上皮层的下1/3区；CIN2级（中度异型）：异型细胞占上皮层的1/2～2/3，异型性较1级明显；CIN3级（重度异型及原位癌）：异型细胞超过上皮层的2/3者为重度非典型增生；达全层者为原位癌；异型性较2级明显，核分裂像增多，原位癌可出现病理性核分裂像。

宫颈上皮内瘤变是如何发生的

流行病学研究发现，人乳头瘤病毒（Human Papilloma Virus，HPV）感染是导致CIN发生、发展中最重要的危险因素，另外，性生活紊乱、性生活过早（<16岁）、分娩次数、性传播疾病、吸烟、免疫抑制等与CIN亦密切相关。

近年来，对HPV感染与宫颈上皮内瘤变关系的研究日益增多，HPV在宫颈病变产生过程中的关键作用逐渐明确。研究表明，大约90%以上的CIN有HPV的感染，正常宫颈中亦存在4%。通常HPV感染后约经12个月大多会被清除而转为阴性，仅少数成为持续感染状态，此时HPV-DNA片段可整合到宿主细胞DNA组，进而引起宿主细胞发生恶性转化。目前，已经发现HPV有近300个血清型，根据其与宫颈癌发病相关性而将其分为高危型和低危型。HPV16、18、31、33、35、39、45、51、52、56和58为高危型，可诱发癌变；CIN1主要与HPV亚型6、11、31和35等感染有关，而CIN2、CIN3则主要与HPV16、18、33等高危型有关。

被诊断为CIN是不是就意味着得了癌

CIN是一种癌前病变，并非单向的发展过程，它具有不同的结局：一是病变自然消退，二是病变持续不变，三是病变持续发展，最终可能发展为宫颈癌。对于90%的妇女，从宫颈病变到癌的自然演变一般需要5~10年左右的时间，可充分利用这段时间进行诊治，阻断CIN发展为宫颈癌。

从没得过宫颈病变，为什么体检总要做宫颈防癌检查

女性在30岁以后进入宫颈癌高发时期，目前年轻女性患宫颈癌的情况日益多见，认真普查和随诊可以预防宫颈癌，而宫颈上皮内瘤变是宫颈癌的癌前病变，此时，细胞学或组织已有了异常增殖的改变，既具有上皮细胞的异型性，又保持一定的分化能力，在某种意义上有双向发展的可能性。CIN一般无明显症状和体征，部分有白带增多、白带带血、接触性出血及宫颈肥大、充血、柱状上皮外移、息肉等慢性宫颈炎的表现，正常外观宫颈也占相当比例（10%～50%），所以单凭肉眼观察是无法诊断CIN的，需要进一步检查才能获得诊断。CIN是个相对较长的时间过程，这使医疗干预和治疗成为可能，关键在于普查、及早发现和处理，而早期诊断可以完全治愈。

宫颈上皮内瘤变如何治疗

宫颈上皮内瘤变常用的治疗方法如下：

①**随诊**：随诊观察，定期复查。

②**物理治疗**：利用烧灼来破坏受累宫颈组织，包括宫颈冷冻、激光、电烙、射频、冷凝等，优点是操作简单，门诊就可以进行；缺点是不能获得组织标本。

③**手术治疗**：宫颈锥切术，即圆锥形地切除一部分宫颈组织，包括子宫环形电切除术（Loop Electrosurgical Excision Procedure，LEEP）和冷刀锥切术。其优点是能够提供标本进一步检查，以发现可能存在的更严重的病变，但因创伤稍大，需要住院。

宫颈上皮内瘤变不同级别的治疗原则

CIN处置应做到个体化，综合考虑疾病情况（CIN级别、部位、范围、HPV、DNA检测）、患者情况（年龄、婚育状况、随访条件）及技术因素。

①CIN1：约65%的患者可以逆转正常，20%的患者可以维持稳定，大约15%的CIN1最终可能进一步发展，因此有随诊条件的患者，可采用定期复查、严密监测，必要时采用物理治疗方法处理。

②CIN2：进展为CIN3或宫颈浸润癌的概率比CIN1高，约达25%，所以推荐进行治疗，并通过病理排除高级别病变，一般采用物理治疗或宫颈LEEP术切除病灶。

③CIN3：推荐进行治疗，CIN3中有45%会发展成为宫颈原位癌或者合并存在，故应进行宫颈锥形切除手术，并可除外宫颈浸润癌。宫颈锥形切除术包括冷刀锥切或LEEP术，术后密切随访。不采用全子宫切除术作为初始治疗，如锥切术后病理已排除宫颈浸润癌，可行全子宫切除术。

▶ 人乳头瘤病毒（HPV）

什么是人乳头瘤病毒（HPV）

人乳头瘤病毒，英文是Human Papilloma Virus，简称HPV。HPV是对一组有着200多种相关病毒的统称，其中超过40种HPV病毒类型可以通过直接的性接触，从感染者的皮肤和黏膜传染到其性伴侣的皮肤和黏膜，这种传播很容易。它们可以通过阴道、肛门和口交传播。其他一些HPV类型可不通过性传播导致非生殖器疣。

通过性行为传播的HPV分为两类：

①**低危险的HPV**：不会导致癌症，但会在生殖器和肛门周围引起皮肤疣（称为尖锐湿疣，例如，6型和11型HPV导致约90%的生殖器疣）。HPV6型和11型也可引起复发性呼吸道乳头状增生病，其中良性肿瘤在从鼻腔、口腔及通向肺部的气道中生长。

②**高危险的HPV**：它们可能导致癌症。已经发现了大约十几种高危型HPV，其中HPV16型和18型是造成大多数HPV致癌的分型。

HPV感染是最常见的性传播感染，每年发生约1400万新诊断的生殖器HPV感染。事实上，疾病控制中心（CDC）估计，分别有超过90%和

80%的性活跃男性和女性在他们生命中的某一时刻至少会感染一种类型的HPV。其中约一半的感染是高危险的HPV型。

大多数高危险的HPV感染没有任何症状，在1～2年内会消失，不会导致癌症，然而，有一些HPV感染可以持续很多年。持续感染高危型HPV可导致细胞变化，如果不及时治疗，可能会导致癌症。

哪种癌症是由HPV引起的

高危险的HPV会导致下面几种类型的癌症。

①宫颈癌：几乎所有的宫颈癌病例都是由HPV引起的，其中两种HPV（16型和18型）占全部病例的70%。

②肛门癌：约95%的肛门癌是由HPV引起的。这些癌大部分是由HPV16型引起的。

③口咽癌（咽喉中部的癌症，包括软腭、舌根和扁桃体）：约70%的口咽癌是由HPV引起的。在美国，口咽癌症中有一半以上与HPV16型相关。

④较为罕见的癌症：HPV导致约65%的阴道癌，50%的外阴癌和35%的阴茎癌。这些大部分是由HPV16型引起的。

高危型HPV占导致全球所有癌症因素的约5%。在美国，高风险的HPV型引起女性癌症病例的3%，男性所有癌症病例的2%。

哪些人易感染HPV

任何性生活活跃的人都有可能感染HPV，HPV很容易通过性接触在性伴侣之间传递。那些有多个性伴侣的人更容易感染HPV，或者与那些有多个性伴侣的人发生性关系的人也容易感染HPV。由于感染如此常见，大多数人首次性行为活跃后不久就会感染HPV，只有一个性伴侣者也可能感染HPV。也有人感染HPV后没有任何症状，而且与多年前有过HPV感染者发生过性接触的还可能被感染。

HPV感染可以预防吗

HPV疫苗接种可以降低由疫苗所针对的HPV类型感染的风险。美国食品药品监督管理局（FDA）批准了三种预防HPV感染的疫苗：Cervarix®、Gardasil®和Gardasil®9（双价HPV疫苗、四价HPV疫苗、九价HPV疫苗）。这些疫苗对新的HPV感染提供了强有力的保护，但是它们不能治疗已受到HPV感染或已由HPV导致疾病的个体。

尽管正确和坚持使用安全套可减少性伴侣之间的HPV传播，但是对安全套使用率较低的人没有保护作用。而且，在安全套未覆盖的人体部位还可能会被HPV感染，所以安全套不太可能提供对HPV感染的完全保护。

目前有哪些HPV疫苗可用

HPV导致子宫颈癌得到证实后，从20世纪90年代开始，科研人员就致力于HPV疫苗的研发。2006年，四价HPV疫苗作为全球首个HPV疫苗先后在美国和加拿大获批上市；2007年，双价HPV疫苗在澳大利亚获得上市许可；2014年，九价HPV疫苗在美国上市。目前双价HPV疫苗和四价

HPV疫苗已在全球超过130个国家和地区注册上市。2016、2017、2018年双价HPV疫苗、四价HPV疫苗、九价HPV疫苗先后获得中国上市许可。这3个已上市的疫苗都是基于HPV病毒样颗粒（Virus-Like Particles，VLP）为抗原的疫苗。通过基因重组的方法表达HPV的L1结构蛋白，经过纯化，在一定条件下使其组装为VLP，辅以佐剂得到可用于预防HPV的VLP疫苗。VLP近乎一个天然的病毒衣壳，保持病毒表面的抗原表位，抗原活性几乎与天然的病毒完全一致。由于VLP不含有病毒DNA，所以不具感染性和致癌性，从而保障了疫苗的安全性。VLP刺激机体产生特异性的体液免疫反应，产生特异性中和抗体，从而达到预防相关型别HPV感染所致疾病的目的。目前已有三种疫苗经FDA批准用于预防HPV感染，所有这三种疫苗都可以预防HPV16型和18型的感染，这两种高风险的HPV（16型及18型）导致了约70%的宫颈癌和更高比例的某些HPV相关癌症。

四价HPV疫苗还能预防感染HPV6型和11型，这两型导致90%的生殖器疣；九价HPV疫苗可以防止相同的4种HPV类型加上另外5种高危险HPV类型（31、33、45、52和58型）的感染。除了提供针对这些疫苗中所包含的HPV类型的保护之外，已经发现的疫苗还可以提供对可引起癌症的一些另外的HPV类型的部分保护，这种称为交叉保护现象。HPV疫苗不会阻止其他性传播疾病，也不会治疗现有的HPV感染或HPV引起的疾病。

由于目前HPV疫苗都不能对所有导致癌症的HPV感染提供100%的保护，因此接种疫苗的女性应继续进行宫颈癌筛查。当然，以后对接种了疫苗的女性进行宫颈癌筛查的建议可能会有一些变化。

谁应该接种HPV疫苗

FDA批准四价HPV疫苗和九价HPV疫苗用于9~26岁女性，用于预防HPV引起的宫颈癌、外阴癌、阴道癌和肛门癌，以及外阴、阴道、肛门癌前病变和生殖器疣。

四价HPV疫苗和九价HPV疫苗也被批准用于男性预防由HPV引起的肛门癌、癌前病变和生殖器疣。

四价HPV疫苗被批准用于9至26岁的男性。

九价HPV疫苗被批准用于9至15岁的男性。

Cervarix被批准用于年龄在9至25岁的女性，用于预防HPV引起的宫颈癌。

三种疫苗都是在6个月内通过三次肌肉注射。2016年10月，FDA批准了9~14岁开始接种九价HPV疫苗的男孩和女孩的二剂量时间表（即第二次剂量在第一次后6~12个月施用）；年龄较大（包括15岁以后开始接种疫苗的青少年）或免疫力低下的人群，应按三剂量时间表进行免疫接种。

美国医疗和公共卫生专家组成的咨询委员会（ACIP）在如何使用疫苗来控制疾病方面提出了建议，包括谁应该接种疫苗，以及年龄、使用频率、使用剂量和使用情况。

——在11岁或12岁时开始常规HPV疫苗接种（疫苗接种系列也可以从9岁开始）。

——13至26岁的女性以及13至21岁的男性以前没有接种过疫苗的，或者尚未完成三剂疫苗接种的。22至26岁的男性还可能接种疫苗。

——以前没有接种过疫苗的，有男男性行为者，或有免疫缺陷者可延至26岁。

——以前不知道是否接种过HPV疫苗，或没有疫苗，或者转用至九价HPV疫苗时，可以使用任何可用的HPV疫苗产品来继续或完成女性系列接种；九价HPV疫苗或四价HPV疫苗可以用来继续或完成男性系列接种。

截至2016年10月，疾病预防控制中心和ACIP还建议，11岁和12岁的人应接受至少6个月的两剂HPV疫苗，而不是以前推荐的三剂。

HPV疫苗是如何起作用的

像其他预防病毒感染的疫苗一样，HPV疫苗主要是刺激机体产生抗体，在未来与HPV相遇时，它们会与病毒结合并阻止其感染细胞。目前的HPV疫苗是基于由HPV表面成分形成的病毒样颗粒（VLP）。VLP不具传染性，因为它们缺少病毒的DNA，然而，它们与天然病毒非常相似，针对VLP的抗体也具有针对天然病毒的活性。已发现VLP具有强免疫原性，这意味着它们能诱导身体产生高水平的抗体。疫苗就是这样起作用的。

HPV疫苗有效吗

HPV疫苗在对HPV初次感染之前预防非常有效，即在开始进行性行为之前。在四价HPV疫苗和Cervarix批准的试验中，发现这些疫苗能提供几乎100%的抗HPV16型和18型持续宫颈感染，以及这些持续感染可引起的宫颈细胞改变的保护作用。根据临床研究参与者的类似抗体反应，九价

HPV疫苗与四价HPV疫苗一样可有效地预防由四种共有的HPV类型（6、11、16和18）引起的疾病。试验发现，九价HPV疫苗还可以有效地预防另外5种HPV类型（31、33、45、52和58）导致的宫颈癌、外阴癌和阴道疾病，这促使了FDA对九价HPV疫苗的批准。

迄今为止，已发现用四价HPV疫苗至少可维持8年以上的针对HPV类型感染的有效性；两价HPV疫苗至少可维持9年；九价HPV疫苗的保护时间尚不清楚。目前仍在进行的对疫苗疗效的长期研究将有助于科学家更好地理解疫苗保护的总时间。

四价HPV疫苗在男性中的临床试验表明，它可以预防持续感染和生殖器疣引起的肛门细胞改变；参加两价HPV疫苗临床试验的女性的数据分析发现，这种疫苗可以保护女性免于在肛门和口腔中持续感染HPV16型和18型。

HPV疫苗最初被批准在6个月内分三次注射。然而，一项研究显示，只接受两剂HPV两价疫苗的女性对持续感染HPV16型和18型的患者的保护作用与接受三剂的女性一样，并且通过4年的随访观察到了同样的保护作用，即使注射一剂也能提供保护。在其他研究中，发现接受两剂两价HPV疫苗或四价HPV疫苗的青少年与接受三次剂量的15至25岁的儿童一样具有强烈的免疫反应。根据迄今为止的证据，世界卫生组织推荐两种剂量作为这些疫苗的标准接种方法，而在美国，建议对9至14岁开始接种疫苗的人使用两种剂量。

▶ 宫颈癌

宫颈癌有哪些症状

宫颈癌是妇科最常见的恶性肿瘤之一。根据世界卫生组织的统计数据表明，在2018年全球860万女性新发癌变中，宫颈癌占6.6%，在420万女性癌症死亡病例中，宫颈癌占7.5%，新发及死亡数均排第四位。宫颈癌以鳞状细胞癌为主，高发年龄为50至55岁。近40年来，由于宫颈细胞学筛查以及高危HPV检测的应用，使宫颈癌得以早期被发现和治疗，其发病率和死亡率明显下降，但是，宫颈癌发病出现逐渐年轻化趋势。早期宫颈癌常常无症状，与慢性宫颈炎没有明显区别。尤其是老年患者，由于宫颈已经萎缩，在检查中甚至看不到宫颈异常，癌症表现往往被掩盖。有些宫颈管癌患者，由于病灶位于宫颈管内，宫颈外观仍表现正常，容易被忽略而漏诊。但多数患者常会表现出一系列症状，因此，认真观察症状对宫颈癌的诊断有重大意义。

宫颈癌的主要症状是阴道出血、阴道分泌物增多、阴道排液和疼痛等。具体表现与子宫颈癌的早晚期及类型有一定的关系。

①**阴道分泌物增多**：大多数宫颈癌患者有不同程度的阴道分泌物增

多，呈白色或血性，随着癌瘤的发展，白带变混浊，如淘米水样或脓性白带，有特殊的恶臭味。

②**阴道不规则流血**：早期表现为少量血性白带及性交后阴道出血，老年患者则表现为绝经后阴道出血。阴道出血往往极不规则，一般是先少后多，时多时少。晚期癌肿可引起致命的大量阴道出血。年轻患者可表现为经期延长、周期缩短、经量增多等。

③**疼痛或其他症状**：晚期宫颈癌扩散至盆腔时可有腹部剧痛；侵犯膀胱时，可引起尿频、尿痛或血尿，甚至发生肾积水；同时引起腰酸腰痛；如两侧输尿管受压阻塞，则可引起尿闭及尿毒症；当癌肿向后蔓延压迫或侵犯直肠时，常有里急后重、便血或排便困难；晚期癌肿由于长期消耗可出现消瘦、发热、全身衰竭等表现。

怀疑患有宫颈癌时应做哪些检查

宫颈癌虽然发病率和死亡率都很高，但它属于可以早期被发现的肿瘤。宫颈癌在早期，甚至癌前病变时，就有可能确诊。

一旦出现症状或医生在普查时觉得可疑，可做全身及妇科常规检查，但最终确诊还需要做以下检查。

①**子宫颈细胞学检查**：是宫颈癌筛查的主要方法，临床上宫颈细胞学的报告方式主要为巴氏分类法和TBS系统分类。巴氏分类法于1943年提出，曾作为宫颈细胞学的常规检查方法在国内基层医院被广泛使用；TBS系统分类是近年来提出的细胞病理学诊断报告方法，是世界卫生组织和美国细胞病理学家提出的规范细胞学诊断方法，目前被广泛应用。对白带增多、阴道接触性出血的女性，可用简单易行、无痛苦的宫颈细胞刮片检

查，95%的早期癌细胞都可以通过宫颈细胞刮片发现。

②**人乳头瘤病毒（HPV）检测**：HPV感染是导致宫颈癌的主要原因，目前国内外已将检测HPV感染作为宫颈癌的一种筛查手段。

③**阴道镜检查**：凡宫颈细胞学检查为异常时，应立即进行阴道镜检查和碘试验，观察宫颈表现有无异型上皮或早期癌变，指示活检部位。

④**宫颈和宫颈管活体组织检查**：具体做法是在宫颈鳞-柱交界部的3点、6点、9点和12点处取四点活检。怀疑宫颈管内有病变时也应钳取。活体组织病理检查是诊断子宫颈癌最可靠的依据，无论癌症早晚期都必须通过活检确定诊断。

⑤**宫颈锥切术**：宫颈细胞学检查多次阳性，但宫颈活检阴性；或活检为高级别宫颈上皮内病变需确诊，要做宫颈锥切送组织病理学检查。宫颈锥切术可采用冷刀锥切、环形电凝切除（LEEP）或冷凝电刀切除术。

⑥**其他辅助检查**：为进一步了解癌瘤扩散、转移的部位和范围，应根据具体情况进行必要的全身检查和辅助检查。全身查体时，医生会注意观察髂窝、腹股沟及锁骨上淋巴结有无肿大、肾脏能否触及、肾区有无叩击痛等，以确定转移部位，然后进一步做胸部透视或摄片、膀胱镜、直肠镜、静脉肾盂造影、淋巴造影、同位素肾图检查、CT、核磁共振、B超以及PET-CT等。通过以上检查，不仅可以了解有无远处转移的病灶，而且可为制订治疗方案提供依据。

怎样预防宫颈癌

医学界认为宫颈癌是多种因素共同作用的结果。近年，年轻宫颈癌患者有明显上升趋势，其原因与HPV感染增加有关。因此可以说，宫颈癌是一种感染性疾病。

那么，怎样预防宫颈癌呢？针对其发病因素，应该从以下几方面做起：

①不要早婚、早育和频繁生育子女。

②提倡健康卫生的性生活：性生活不要过于频繁，杜绝经期性交，性伴侣要稳定。这样既有利于家庭的和睦，又有利于夫妇双方的身体健康。过性生活时，一定要注意卫生，减少非正常性交对宫颈的刺激。

③防治妇科炎症：积极治疗宫颈癌前病变对预防宫颈癌有重要意义。可采用药物、宫颈电切、冷冻、激光治疗等治疗宫颈疾病，一次性治愈率高。同时应积极治疗性传播疾病，丈夫有包皮过长时要及早手术治疗。

④定期检查：21岁以上的女性，要定期到医院进行宫颈细胞学及HPV检查。一般情况下每年应检查1次。年轻女性每隔两年做一次妇科体检。对于有宫颈癌家庭史的女性，定期检查尤为重要。宫颈癌由出现到癌变，一般需8～10年。只要你能够坚持普查，就能早期发现并获得良好的治疗机会。

▶ 子宫内膜癌

子宫内膜癌的常见原因是什么

子宫内膜癌是女性生殖道常见的恶性肿瘤，其发病率仅次于子宫颈癌。由于原发于子宫体部，又名为子宫体癌。此病大多数发生在更年期或绝经以后，50岁以上女性占80%以上。但近年来40～49岁女性发病率有明显增加趋势，欧美国家的发病率已占女性生殖器官恶性肿瘤的第一位，所以应引起中老年女性的警惕。

子宫内膜癌发展缓慢，在女性生殖器官恶性肿瘤中属疗效较好的一种。疗效和预后与发现早晚密切相关。早期发现、早期诊断对提高疗效、改善预后至关重要。

本病确切病因尚不清楚，已知与下列因素有关。

①**长期持续的雌激素刺激**：此病多见于绝经晚期、子宫内膜增生过长（长期无排卵者）、多囊卵巢或功能性卵巢肿瘤患者，以及绝经后长期服用雌激素补充治疗的女性。这是由于雌激素长期作用于子宫，导致一系列不同程度的子宫内膜增生性改变。更年期女性如使用雌激素，其发生子宫内膜癌的相对危险会明显增高。

②**体质因素**：在子宫内膜癌患者中常出现肥胖、糖尿病、高血压三种疾病集于一身者，称为子宫体癌综合征。未婚、未孕、未产女性也易发生此病。

③**遗传因素**：长期高脂肪饮食与此病有一定关系。家庭中有肿瘤史、过多食入脂肪者，患此病的概率较高。

子宫内膜癌有哪些常见症状

早期患者无明显症状，仅在普查或其他检查时偶然发现。一旦出现，症状多表现为。

①**阴道出血**：多为不规则出血，量一般不多，大量出血者少见。绝经后的女性可表现为持续性或间歇性出血，尚未绝经者可表现为月经量增多、经期延长或经间期出血。

②**阴道排液**：早期白带增多，浆液性或浆液血性白带，晚期合并感染呈脓性或脓血性白带，有恶臭味。

③**疼痛**：一般不引起疼痛，在晚期，当癌瘤侵犯周围组织或压迫神经时出现下腹及腰骶部疼痛，并向下肢及足部放射。若病灶侵犯宫颈，堵塞宫颈管导致宫腔积脓时，可出现下腹胀痛及痉挛样疼痛。

④**全身症状**：晚期可伴全身症状，如贫血、消瘦、发热及全身衰竭等。

确诊方法：此病的诊断主要根据病史、症状和体征，最终确诊须根据病理检查结果。

①**妇科三合诊**：这是最基本的检查手段，子宫内膜癌早期在子宫内无特殊表现，稍晚子宫会增大而变软。

②**阴道脱落细胞学检查**：吸取阴道分泌物做涂片寻找癌细胞。此方法可作为筛选检查使用。

③**分段诊刮**：用小刮匙环刮宫颈管，再刮子宫内膜活检（分段内膜活检），取得的刮出物分瓶标记送病理检查，确诊率可达94%。如果有的女性经上述检查仍不能排除子宫内膜癌时，可进行全面刮宫，送病理检查。

④**宫腔内镜检查**：可直视子宫内膜的变化，镜下确定可疑部位，取病灶的活组织送病理检查，能及早发现病变，避免常规诊刮的误诊。

⑤**盆腔B超**：可观察子宫内膜是否增厚，肌层是否有不规则的回声紊乱区。可在早期发现子宫内膜有无异常。

子宫内膜癌的治疗与预防

子宫内膜癌的治疗以手术、放射治疗为主，目前采用手术与放疗相结合的综合治疗手段。对年老、肥胖、合并心血管疾病而不能耐受手术的患者，可单独采用放射治疗。最终选择何种治疗方法，需要有经验的医生依据患者及病变的具体情况决定。

预防：

①保持正常的精神、心理状态，合理补充营养。

②及时治疗月经失调等疾病。

③正确掌握使用雌激素的指征，更年期女性使用雌激素补充治疗时，应在医生指导下加用孕激素，以对抗雌激素的作用。

④加强防癌意识，定期进行防癌检查。高危人群，尤其是更年期女性，月经紊乱或绝经后出现不规则阴道出血时，应及时去医院检查，首先排除子宫内膜癌，然后再根据情况做其他治疗。

哪些人应高度警惕子宫内膜癌

子宫内膜癌出现的症状有时不是很典型，下列人群要及时去医院检查，根据子宫内膜病理检查可作出早期诊断。

①绝经后阴道不规则出血或出现血性白带，在排除宫颈癌或老年性阴道炎后，应高度怀疑子宫内膜癌。

②初潮提前而绝经延迟伴有不规则阴道出血，尤其是老年患者子宫及阴道均无明显萎缩现象者。

③阴道不规则出血而伴有高血压、糖尿病、肥胖、不孕或未产史者。

④年龄在40岁以上伴有阴道不规则流血，虽长期反复治疗仍不止血，或一度止血后复发者。

⑤年龄在40岁以下，但有长期子宫不正常出血，且有不孕症，经激素治疗不见好转者。

⑥子宫内膜腺囊性增生，或轻度腺瘤型增生、轻度非典型增生，经治疗好转以后又复发者。

⑦阴道持续性排液，呈血性或脓性，有异味者。

⑧阴道涂片或宫颈刮片发现恶性肿瘤，但反复宫颈活检病理报告均未发现异常者，应高度怀疑子宫内膜癌。

⑨长期使用雌激素后出现不正常的子宫出血者。

▶ 卵巢肿瘤

什么是卵巢肿瘤

卵巢肿瘤是女性生殖器常见肿瘤之一。卵巢肿瘤发病的原因与家族遗传有关，20%～25%卵巢恶性肿瘤患者有家族史。环境污染、工业粉尘影响、内分泌因素、持续排卵等因素也会诱发卵巢肿瘤。卵巢囊性肿瘤多数为良性，囊实性的多数为恶性。部分良性肿瘤有可能转化为恶性。

由于卵巢位于盆腔深部，不易触及，长了肿瘤很难知道，多在体检时意外发现，但大多已不是早期。由于至今缺乏有效的诊断方法，所以卵巢恶性肿瘤一旦被发现后存活率较低。可以说，卵巢恶性肿瘤已经成为严重威胁女性健康的疾病。那么，患有卵巢肿瘤会出现哪些症状呢？

①**卵巢良性肿瘤**：早期肿瘤较小，多无症状，也不容易摸到，往往在妇科检查时才偶然发现。肿瘤增至中等大时，常感腹胀或触到肿块，块物边界清楚。可见到腹部隆起，触及块状物时活动度差。若肿瘤长至骨盆，腹腔即出现压迫症状。压迫输尿管可出现尿频，压迫肠腔可引起便秘，还可出现气急、心悸等症状。

②**卵巢恶性肿瘤**：卵巢恶性肿瘤即卵巢癌。卵巢癌患者可出现下腹不

适感，伴消化不良、恶心。肿瘤若向周围组织浸润或压迫神经，可引起腹胀、腹痛、腰痛或下肢疼痛；若肿瘤长至骨盆，腹腔即出现压迫症状，如尿频、便秘；若压迫盆腔静脉，可出现下肢浮肿。若为功能性肿瘤，可产生相应的雌激素或雄激素过多的症状，月经及内分泌紊乱。晚期时表现消瘦、严重贫血等恶病质现象。如果此时就诊，医生可通过体检发现一侧或双侧盆腔肿块，可扪及肿大的浅表淋巴结，如腹股沟淋巴结、锁骨上淋巴结等。

卵巢肿瘤一经确诊，不论良、恶性都要手术，不存在等待其自然消失的问题，况且术前良、恶性的判定并不完全可靠。如怀疑为卵巢瘤样病变，可做短期保守治疗及观察。恶性肿瘤的治疗原则是以手术为主，加用化学治疗、放射治疗、内分泌治疗及生物治疗等综合治疗方法。

如何早期发现卵巢肿瘤

卵巢肿瘤早期多无明显不舒服的感觉，有的患者仅稍感腹胀。因卵巢位于盆腔，肿瘤不易被发现，等肿瘤已经长大，腹部隆起，或者肿瘤破裂，出现腹痛，这时已经到了晚期，难以治愈。所以，女性应该经常触摸自己的腹部，看有无包块存在。发现包块后，无论大小，是否疼痛，均应及时就医。

触摸的方法是，晨起，排空小便，平卧，双腿稍屈曲，从小腹部的一侧摸到另一侧，如发现包块是硬状异物即可疑为肿瘤。当然，所查到的肿物需与盆腔炎性包块、结核性腹膜炎等相区别，最可靠的办法还是到妇科就诊，通过专业医生的检查和B超就可以早期发现盆腔的肿瘤。

35岁以上的女性应每年进行一次妇科检查，不要嫌麻烦。年轻女性如有下腹痛或下腹不适，月经异常，也要查查妇科，平时每两年做一次妇科体检，这样有卵巢肿瘤就能及时发现了。

高危人群更应定期做妇科检查并做B超监测，常规查血卵巢癌肿瘤标记物。卵巢肿瘤的高危人群是：长期高胆固醇饮食者；接触电离辐射及石棉、滑石粉均能增加卵巢肿瘤的发病概率；吸烟及维生素A、维生素C、维生素E的缺乏也可能与发病有关。卵巢肿瘤多发生在未产妇或未育妇，妊娠对卵巢癌似有对抗作用。另外，乳腺癌、子宫内膜癌多并发卵巢癌；家庭遗传对此病有一定影响，20%～25%卵巢癌患者的直系亲属中有癌瘤患者。

卵巢囊肿与卵巢肿瘤是一回事吗

卵巢囊肿一般有两种情况：一是卵巢非赘生性囊肿。它包括卵泡囊肿、黄体囊肿、多囊卵巢、卵巢巧克力囊肿等，这些囊肿并不是肿瘤，体积也不大，直径很少超过5厘米。这些囊肿由于液体吸收或囊壁破裂，往往能自行消失，因此不需要做手术。观察几个月，常可发现行经后囊肿会缩小或消失。巧克力囊肿是因子宫内膜迁移到卵巢所致，每次行经时囊肿会因局部出血而增大，若囊肿较大或发生破裂时则需手术。二是卵巢良性肿瘤，也是妇科常见肿瘤，从幼女到老年均可发生。其种类繁多，临床表现也可多种多样，体积小的直径只有几厘米，大的可达10厘米以上，甚至腹部看似足月妊娠。良性卵巢肿瘤的唯一治疗方法是手术切除。

卵巢囊肿直径小于5厘米，可观察3～6个月，如继续增大，或囊肿直径虽小于5厘米，但为实性肿瘤，亦应手术切除。

▶ 子宫肌瘤与癌

子宫肌瘤会恶变吗

子宫肌瘤是女性生殖器中最常见的一种良性肿瘤，也是人体最常见的肿瘤之一。其发病率随年龄增长而增高，多见于30~50岁的女性。子宫肌瘤可发生变性，大多数变性为良性，包括玻璃样变、囊性变、红色变性，少数为恶性变，如肉瘤变。子宫肌瘤恶变为肉瘤的机会很小，国外报道其发生率为0.2%~1%，国内报道在0.5%左右。肌瘤的肉瘤样变性多发生在40~50岁，40岁以下者较少见。

肌瘤恶性变时，表现为短期内迅速增大，伴有阴道流血。因此，绝经期后肌瘤不缩小反而继续增大时，尤需警惕。浆膜下肌瘤或壁间肌瘤恶变穿过腹膜，可引起疼痛与粘连等症状。但有一些肌瘤恶变无任何临床症状，容易被忽视。为防止恶变和病情进一步发展，子宫肌瘤患者如有下列情况之一时，应考虑手术治疗。

①多发性，或子宫肌瘤过大，子宫超过两个半月妊娠大小，或有明显的压迫周围器官症状者。

②月经量过多致严重贫血者。

③妇科检查及辅助检查（如B超、CT等）提示可能发生病变者。

④短期内肌瘤生长迅速，药物控制无效，尤其是伴有阴道不规则流血者。

⑤绝经后子宫肌瘤仍有增大趋势者。

⑥怀疑合并其他妇科恶性肿瘤者。

⑦虽无恶变，但肌瘤引起不孕者，宫颈肌瘤、黏膜下有蒂肌瘤突出阴道口及肌瘤蒂扭转者或发生感染者，也应做手术治疗。

对于不需要手术治疗的患者，应严密观察。如果子宫肌瘤无症状，体积不大，可每3～6个月复查1次；年龄在40岁以上，出血量不多，做诊刮后无恶性病变，也可每3～6个月复查1次；肿瘤无明显变化，无出血或出血不严重者，待更年期后，肌瘤可自然萎缩。如月经量多而子宫肌瘤很小、无症状者，可采用GnRH激动剂和激素治疗，并每隔3～6个月复查1次；对肌瘤较小（3厘米以下）无临床症状者，可定期随诊，亦可采用中医药治疗。根据中医辨证，子宫肌瘤属于"石瘕"，因气血瘀滞和痰湿瘀阻而形成，治疗以软坚散结、活血化瘀为主，既治标又治本，远期疗效十分可靠。中成药可服用桂枝茯苓丸、宫瘤清胶囊或妇科回生丹。

切除子宫好不好

子宫是女性特有的器官，因为有了它，女性拥有了创造生命的神奇。但是长期以来，一些女性因为各种疾病不得不切除子宫，她们认为这不仅对她们的身体造成了很大的伤害，同时给她们的精神带来极大的创伤：可以想象，在精神层面，失去子宫对于一个年轻女性的打击有多沉重，失去子宫的女性，在过性生活时，往往会产生严重的心理障碍。大量研究表明，子宫切除对所保留的卵巢无不良影响，但是，对许多女性来讲，生育任务完成后，子宫在性别特征、性生活、人际关系以及自我意识方面都是非常重要的。妇科手术医生要了解下述信息，子宫切除至少会引起一小部分女性情绪的危机，如焦虑和恐惧。早在1890年，相关专家就指出，与其他手术相比，子宫切除会更多地引起精神问题，有33%的病人在子宫切除3年内会经历情绪低落。手术医生如果在手术以前给出足够的、合适的解释，在手术以后能够给予患者心理上的支持和理解，其发生不良状态的风险就会降低。对患者子宫切除后心理恢复的一个因素是来自她朋友和亲属的关心和支持，特别是来自丈夫或性伴侣的关心和支持。很多男性对子宫切除给女性带来的心理、社会以及性方面的影响缺乏了解。这种情况会造成严重的后果，包括做子宫切除有时会导致离婚等，因此应该鼓励已婚妇女的丈夫一起参与对妇科医生的治疗方案的讨论，单身女性应该鼓励她的好朋友或家庭成员参与讨论。

毋庸置疑，当子宫病变威胁到人的生命时，就应该切除，如恶性肿瘤，或肌瘤太大引发诸多症状，严重影响身体健康时，也应考虑手术切除。但是有些女性的子宫在本来可以保留的情况下也被切除了，国外有调查指出，女性因良性肿瘤所做的子宫切除，有30%以上属于非必要性手术。为什么会出现这种现象呢？归结起来有以下几种原因：以往一直把子宫看作一个生殖器官，当完成孕育生命的使命之后，就把它当成了无用之物；为了防止子宫恶性病变，把摘除子宫作为防癌的手段；医生的手术技巧和医院的医疗设备受到一定限制，一些能够切除良性肌瘤又能保全子宫的新技术、新设备尚未出现；对切除子宫给女性带来的精神创伤估计和重视不足；最后一点，也是最重要的一点，患者没有得到充分的知情、选择的权利。

目前对子宫肌瘤的手术治疗，越来越多的医生主张最大限度地在去除病灶的基础上保留子宫。在不切除子宫的情况下处理子宫肌瘤的方式有多种，每种方法各有其适应证，必须根据患者的具体情况而定。可采用下述几种方法：

①**药物治疗**。药物治疗子宫肌瘤疗效中等，有副作用；目前认为药物治疗疗效是有限的；由于雌激素在卵泡期可以上调雌激素与孕激素受体，黄体期孕激素可以促进有丝分裂，所有控制子宫出血的激素治疗目的都是调节这两种类固醇激素；作用于受体及基因水平的新型药物可能会提供更有效的治疗方案。针对子宫肌瘤引起的异常子宫出血，可采用左旋炔诺酮宫内释放系统，促性腺激素释放激素类似物，选择性孕激素受体调节剂（SPRMs），口服避孕药、孕激素类药物、达那唑等方法处理；针对子宫肌瘤引起的压迫症状，可采用选择性孕激素受体调节剂、促性腺激素释放激素类似物等方法处理。由子宫肌瘤引起的急性出血可采用下列保守治疗方式止血，如雌激素、选择性孕激素受体调节剂、抗纤溶药物、弗雷氏尿管压迫，和/或宫腔镜手术，有条件的医疗机构可采用子宫动脉栓塞法止血。

②**子宫动脉栓塞（UAE）**：子宫动脉栓塞亦称子宫肌瘤栓塞（Uterine fibroid embolization，UFE），一般用于绝经前出现子宫肌瘤相关症状且要求保留子宫女性的一种非手术处理方法，可避免长期药物治疗的副作用以及避免手术。

③**高强度聚焦超声（HIFU）**：是一种新型非侵入性治疗方法，微创，已在临床应用于子宫肌瘤的治疗。

④**凝固刀**：此方法治疗子宫肌瘤是通过阴道这一自然通道，导入4~8支超导有温差电偶的超导针，再在超导技术的引导下，对子宫肌瘤部位精

确定位，释放巨能，精确控温，使病灶在热凝过程中脱水、凝固、缩小，之后在代谢过程中脱落或被吸收甚至消失，从而使子宫结构功能恢复正常。

不同患者适合做哪种手术

这里将目前采用的常用方法介绍如下。

①**肌瘤剔除术**：年龄在45岁以下，或未生育过，输卵管通畅，肿瘤无恶变，应尽量做肌瘤剔除术，保留生育机能。手术方法有开腹手术、腹腔镜和宫腔镜手术。

开腹手术指标为：肌瘤较大，直径大于8厘米；月经过多，药物保守治疗无效；或有压迫症状；黏膜下肌瘤；肌瘤生长较快者。

近年来采用的腹腔镜下子宫肌瘤剔除术是一种新手术方法，具有损伤小、恢复快、术后腹部疤痕小等优点，但需要好的手术技术和经验。缺点是使用腹腔镜观察毕竟不如开腹时直观看得清楚，小的肌瘤可能被遗漏。

下列情况不宜进行腹腔镜肌瘤剔除术：多发子宫肌瘤；直径大于8厘米的肌瘤；子宫体积超过妊娠16周大小。如果术中发现肌瘤位置不好操作，术中出血多，缝合困难，还需改用开腹手术，如果可疑肌瘤恶变还需做子宫切除，对此要有心理准备。

目前还可采用宫腔镜手术切除子宫黏膜下肌瘤，这种手术具有不开刀、创伤小、手术时间短、出血少、痛苦轻、术后恢复快、近期并发症少等优点，有较高的安全性和有效性。手术适应证为：黏膜下肌瘤小于4厘米～5厘米；内突壁间肌瘤小于4厘米～5厘米；宫颈肌瘤小于3厘米～4厘米。

②**介入疗法**：这种微创新型手术是通过栓塞子宫动脉，使血液供应丰富的子宫肌瘤产生缺血，瘤体慢慢萎缩，患者的症状也逐渐减轻，直到消失。接受这种介入疗法的患者可免受子宫切除的创伤之苦，保留完整的子宫，提高生活质量。但是，对于绝经后、妊娠期，有生育要求，活动期或未治疗的子宫感染，怀疑子宫内瘤或附件恶性肿瘤、严重子宫腺肌症、黏膜下肌瘤及同时采用GnRHa治疗为禁忌证。

③**激光治疗**：子宫黏膜下肌瘤逐渐长大之后可由宫颈突出于阴道内，很容易经阴道检查发现，可以采用激光治疗。宫颈肌瘤激光手术无须麻醉，术后使用消炎抗菌药物。

④**高强度聚焦超声（HIFU）**：是一种新型非侵入性治疗方法，微创，已在临床应用于子宫肌瘤的治疗。原理是利用超声波所具有的特性，将超声源所发出的声能量聚焦于人体的病变组织内，使焦点温度瞬间超过60℃，并维持1至数秒，使焦点处组织出现凝固性坏死，通过机体自身溶解吸收，使肌瘤缩小，从而改善患者临床症状。HIFU治疗采取镇静镇痛，患者有清醒的意识，治疗中所出现的任何不适都能够直接和治疗医生沟通，而且整个过程治疗焦点的位置都是在超声或者磁共振的监控（核磁引导聚焦超声，MRg FUS）之下完成的，可实时调整，因而可有效避免皮肤、神经以及肠道损伤，进而保证HIFU在治疗上的安全性及有效性。Chen等对109例HIFU治疗子宫肌瘤的患者进行6个月随访，87%的患者肌瘤体积缩小>50%，79.3%的患者临床症状明显好转。目前一般用于治疗绝经前无生育要求子宫肌瘤患者。该方法的优点是可以门诊进行，但是其安全性，肌瘤大小的选择，对于生育的影响以及费用问题仍需进一步探讨。

研究发现，30%接受聚焦超声治疗的子宫肌瘤患者2年后需接受手术治疗，还发现聚焦超声治疗的子宫肌瘤患者妊娠并发症较多。由于没有病理结果保证，HIFU治疗对有生育要求患者的有效性及安全性缺乏大样本的临床对照研究支持。由于无病理结果，有误诊风险，术后复发风险较大，许多地区尚未实行。

⑤凝固刀：此方法治疗子宫肌瘤2厘米～8厘米的病灶可一次性治愈，巨大肌瘤可同期多次杀伤。该方法不出血、痛苦少、恢复快。同时该技术对治疗宫颈糜烂、功能性出血疗效也十分显著。目前这一技术已经引入我国，在北京、上海、广州、重庆等地实施，效果有待评估。

对于不适合采用上述方法，症状明显且有恶变可能的患者就要做子宫切除术。子宫切除的适应证为子宫如妊娠10周及以上大小；出现尿频、便秘等压迫症状；月经量多，继发贫血，以及生长快，可疑恶变等情况。至于切除子宫时是否将正常的卵巢及输卵管一并切除，则需慎重。因为卵巢是维持女性特征的主要器官，如切除两侧卵巢，则性激素的主要来源就没有了，由此可产生因雌激素低落而带来的系列症状和并发症，如围绝经期综合征、骨质疏松、脂代谢紊乱、心血管疾病发生率高、性器官萎缩、性功能衰退等。过去一直主张在切除子宫时将正常卵巢也一并切掉，以免去发生卵巢癌的危险。

目前根据内分泌学的研究，50岁以内能保留卵巢者应予以保留，或者50岁以上未绝经者的正常卵巢也应保留。因为正常绝经后卵巢仍具有一定的内分泌功能，可维持5～10年。子宫切除术时保留双侧正常卵巢，就意味着保留了正常的内分泌功能。但保留卵巢的同时也增加了一份风险，保留卵巢者其卵巢癌的发生率为0.15%。所以保留卵巢的患者，要定期到医院检查。当然，保留卵巢是在确认卵巢正常的情况下。

如果你因为疾病因素不得不切除子宫也不必过于忧虑，因为保持女性特征的器官是卵巢而不是子宫，切除了子宫，卵巢还保留着，女性的内分泌功能就不会受影响。即使卵巢被切除，也无须担忧，因为卵巢一旦出现肿瘤就会威胁生命安全，所以必须切除，就如同得了胃癌要将胃切除，患了直肠癌要将直肠切掉一样，这是普通人都能够理解的医学常识。子宫及卵巢切除的女性可以在医生的指导下进行激素补充治疗，有心理障碍或抑郁表现时，要及时寻求心理医生的帮助，医生可以对患者进行性功能及性行为指导，避免发生性心理障碍。

▶ 外阴白斑

什么是外阴白斑

各种因素所致的外阴部、肛周皮肤变薄、色素减退、变白或粗糙萎缩的状态叫作外阴白斑。它的癌变率大约在5%，因此越来越受到重视。

外阴部皮肤为什么会变白呢？其原因至今还不清楚，可能与下述因素有关。21%的病人合并自身免疫性相关疾病，与全身性因素有关，如糖尿病、内分泌紊乱。外阴的局部环境，如潮湿、热等物理刺激，都可诱发外阴白斑病。还有人认为其与真皮内存在一种能抑制表皮细胞分裂与生长的激素有关。这种激素可以使局部结缔组织增生和代谢刺激物之间的平衡失调，还可能与感染、遗传以及性激素缺乏有关。

本病40岁女性多见，其次为幼女。先发生于小阴唇内外侧及阴蒂，继而延及大阴唇内侧显示灰白色斑块，表面角化、粗糙，甚至有皲裂，伴浸润肥厚。临床表现为瘙痒剧烈，可持续数月乃至数年之久。这种瘙痒不分季节与昼夜，叫人难以忍受。如伴有滴虫性阴道炎或霉菌性阴道炎，则瘙痒加剧。晚期阴道口可挛缩狭窄，外阴、阴蒂萎缩，周围组织均失去弹性。

外阴白斑的治疗与预防

外阴白色病变分外阴鳞状上皮增生和硬化性苔藓。前者多见于50岁以下的中年女性，但亦可发生于老年期；后者可发生于包括幼女在内的任何年龄女性，以40岁左右发病率最高。这两种类型在治疗上有区别。

外阴鳞状上皮增生，一般均主张采用皮质激素局部治疗，常用药物有肤氢松软膏、氢化可的松软膏等，每日涂擦局部3～4次以缓解瘙痒症状。当瘙痒基本控制后，即应停用高效类固醇制剂，改用作用轻微的氢化可的松软膏每日1～2次继续治疗。在局部涂药前可先温水坐浴，每次10～15分钟，1日2～3次，以暂时缓解瘙痒症状，并有利于药物的吸收。经过长期治疗后，增生变厚的皮肤方可有明显改变，甚至有可能完全恢复正常。

硬化性苔藓的局部治疗，目前均认为丙酸睾丸酮局部涂擦是标准方法，但其疗效常因人而异，有的病变有所改善，但亦有无明显疗效者。若用丙酸睾丸酮后有局部男性化不良反应应停药观察，如症状仍较明显的可用黄体酮100毫克加入30克凡士林软膏中局部涂擦以替代。局部涂药最初1个月每日2次，继而每日1次，共2个月，最后每周2次，共用3个月，总计治疗时间以半年为期。凡瘙痒顽固、表面用药无效者可用曲安奈德混悬液皮下注射，目前临床常用苯海拉明乳膏局部止痒，他克莫司软膏局部涂抹。亦可以局部采用物理方法治疗。

患有外阴白斑的女性要经常清洗外阴，保持干燥清洁，忌用肥皂或刺激性药物清洗外阴，不要食用辛辣或刺激性食物。衣着宜宽大，勤换洗，同时要注意穿用质地柔软的棉制品，不穿太紧的内裤，不穿通透性不好的化纤内裤，少吃易过敏食物。

PART 5

你应该知道的其他
妇科常见病

▶ 子宫内膜异位症

什么是子宫内膜异位症

子宫内膜异位症就是本该在子宫里的内膜跑到了子宫以外的其他部位，如卵巢、肠壁、子宫与直肠中间、子宫肌层等，甚至在鼻黏膜、肺部也能发现子宫内膜的影子。奇妙的是，不管是待在子宫里的内膜组织，还是流窜到子宫外面的内膜组织，都会接收性激素所发出的信号，出现增生—脱落（出血）—增生这样的周期。粘在卵巢、子宫肌层，甚至肠子上的内膜组织，到了剥落出血时，血液不像子宫内的经血一样可以顺着阴道排出，它们被关在腹腔里，无法排出，从而刺激了该部位的组织，引起疼痛。更可悲的是，这些无法排出的经血又通过体内的信息系统发出信号，使前列腺素增加，引起该部位的肌肉和子宫一起强烈收缩，这样的结果导致下腹部出现多部位的疼痛，这就造成了令女性痛苦的痛经。

子宫内膜异位症可以预防吗

子宫内膜异位症不仅可造成痛经、性交痛，还能导致不孕，治疗起来也颇费周折。那么，子宫内膜异位症能够预防吗？

其实，只要你在生活中注意以下问题，患子宫内膜异位症的可能就会大大降低。

①减少医源性创伤的机会：月经期间不要做妇科检查，人流最好不做或少做，月经过多者尽量不要用宫内节育器避孕。经前禁止做各种输卵管通畅试验，而宫颈冷冻、电烙、钳切和整形术也不宜在经前进行，而应在月经干净后2～5天实施。人流吸宫后亦不宜再用手挤压子宫。以上注意事项可以避免将破碎的子宫内膜残片带入损伤的组织中去，避免手术操作所引起的子宫内膜异位。

②预防高危因素：有异位症家族史者应定期做妇科检查，以便及时发现异位症，及早治疗。宜适时生育。

③讲求经期卫生和性卫生：月经期尽量避免如登山、骑自行车、长跑等加重腹压的运动。要绝对禁止在经期过性生活，杜绝多个性伴侣。注意以上问题可以避免经血倒流。

④积极预防引起子宫内膜异位的疾病：及时发现处女膜闭锁、宫颈狭窄、生殖道梗阻及无阴道等畸形，一经确诊应及时进行手术矫治，以免月经血淤积于子宫中并逆流进入输卵管和盆腔，导致子宫内膜异位症。

⑤口服避孕药：避孕药对不想怀孕的女性有预防子宫内膜异位症的作用；对已患病者也有减轻症状的作用。

⑥规律的体育运动：可以增强体质，提高人体免疫力，减少异位症的发生。

怎样治疗子宫内膜异位症

治疗子宫内膜异位症原则上根据患者年龄、症状、病变部位与范围和对生育要求等不同情况，采取非手术或手术疗法。症状和病变严重又无生育要求者，可做根治性手术，将子宫切除；有生育要求，症状较轻的患者，可先进行激素治疗；若病变较重，可在保留生育功能的基础上实施保守手术。

（1）性激素疗法

抑制排卵、缓解症状，使异位子宫内膜萎缩退化，但肝功能异常和盆腔有较大包块而未诊断者均忌用性激素疗法。

①**假孕疗法**：长期口服大量高效孕激素，并辅以小量雌激素防止出血，以造成类似妊娠的闭经，称为假孕疗法。方法是每日口服18-甲基炔诺酮0.3毫克和炔雌醇0.03毫克，连续6～12个月，造成闭经。出现突破性出血时，可将药量增倍。需注意，避孕药内的雌激素可刺激子宫肌瘤长大，故有肌瘤者慎用。

②**假绝经疗法**：达那唑（具有轻度雄激素作用）每日口服400毫克，从月经第一日开始，持续服药6个月。若症状不缓解或不出现闭经，可加大剂量，每日600毫克～800毫克。偶尔有肝功过高者，宜及时停药并给予保肝治疗。

③**高效孕激素疗法**：每日口服安宫黄体酮20毫克～30毫克，连用6个月，或每两周肌内注射乙酸孕酮250毫克，共3个月后改为每月肌内注射250毫克，共3～6个月。若出现突破性出血，可临时每日加服乙烯雌酚0.25毫克或0.5毫克。用药期间亦应定期检查肝功。

④**雄激素**：甲基睾丸素5毫克每日舌下含服，连续3~6个月，可缓解症状，不抑制排卵。

⑤**内美通（18-甲基三烯炔诺酮）**：有较强的抗雌激素、孕激素作用。每次口服2.5毫克，每周两次，连续6个月，于月经第一日开始。服用此药的特点是不良反应轻，而且用药方便。

⑥**促性腺激素释放激动剂**：可导致卵巢分泌的性激素下降，出现暂时性绝经。长期用药可能引起骨质疏松。适用于更年期女性，尤其是合并子宫肌瘤者。

⑦**米非司酮**：为孕激素抑制剂，它可以使异位病灶萎缩。长期低剂量应用效果好。用法为每日10毫克，于月经第一天开始服用，连续应用6个月。此药不良反应小。此方法目前尚在试用阶段。

⑧**地诺孕素**：为孕激素类药物，抵抗雌激素引发疼痛，目前为国内新上市药物，可针对子宫内膜异位症患者疼痛症状的治疗。

由于子宫内膜异位症常合并排卵功能障碍，造成不孕，对于轻度有生育要求者，治疗期间促排卵治疗，以帮助受孕。

其他药物治疗如中医药治疗，也有一定疗效。

（2）手术疗法

手术至今仍然是治疗子宫内膜异位症的主要手段之一，腹腔镜检查可以对其进行诊断，手术治疗适合于病情较重或疼痛严重而药物治疗无效者。

①**保留生育功能手术**：尽量切净内膜异位病灶，保留子宫和双侧或一侧卵巢。适用于年轻有生育要求而药物治疗无效者，术后50%~60%能怀孕。但疼痛复发率较高。

②**保留卵巢功能手术**：切除异位病灶的同时切除子宫，至少要保留部分卵巢，维持卵巢的内分泌功能，适用于45岁以下已生育有子女者。能根治痛经，术后异位症复发的机会很少。

③**根治性手术**：切除双侧附件及子宫和盆腔内所有内膜异位病灶。适用于近绝经期或虽年轻但病变严重的患者。

青少年时期多吃奶制品对降低子宫内膜异位症发病率有益吗

子宫内膜异位症在育龄期女性中的发病率约为10%，而在不孕女性群体中的发病率可高达50%。据报道，子宫内膜异位症的发病年龄峰值位于24～29岁，且普遍存在延迟诊断（平均可延迟7年），因此，青少年时期可能为该病发生的关键时期。

那么，究竟是什么因素造成了这一时期子宫内膜异位症的出现呢？近期，一项针对1998至2013年间的581例经由腹腔镜检查确诊的子宫内膜异位症患者的研究，探索了青少年时期奶制品与子宫内膜异位症发病风险的关系，纵向研究了她们高中时期的饮食调查问卷进行分析。

食物摄入共分为3类进行统计：

总奶制品（包括牛奶、酸奶、奶酪、速食早餐、冰激凌、奶昔、冰冻果子露、黄油）；

高脂奶类（全脂牛奶、冰激凌、奶昔、奶油乳酪、其他奶酪、黄油）；

低脂奶类（低脂或脱脂奶、酸奶、松软干酪、速食早餐、冰冻果子露）。

结果发现，就总体奶制品的摄入量而言，青春期每日摄入4份以上的女孩相比于仅摄入1份甚至更少的女孩，子宫内膜异位症的发生率会降低32%，但在高脂或者低脂奶类的相关分析中，并未发现明显差异。该研究发现青春期总体奶制品、酸奶、冰激凌、钙元素的摄入量增加，子宫内膜异位症的发病率均会降低。在此之前，Harry及其团队的研究也得出总奶制品摄入与子宫内膜异位症发病的相似关系，他们认为这种关系得益于脱脂奶的摄入。对于奶制品、钙元素摄入与子宫内膜异位症的风险关系，存在以下假说：子宫内膜异位症是一种炎性疾病，奶制品及钙元素可以减轻氧化应激和炎症反应。对于酸奶，由于其自身的益生菌性质，经常食用对肠道菌群有益，一些研究表明，益生菌有可能改善肠易激综合征患者的症状。青少年食用酸奶和冰激凌等乳制品能够改善体内菌群，减轻子宫内膜异位症相关性盆腔痛，从而降低腹内超敏反应的风险。

▶ 不孕症

女方不孕的常见原因

女方不孕的主要原因有以下几种。

（1）不排卵

许多疾病可引起卵巢功能紊乱而导致不排卵：

①卵巢病变，如先天性卵巢发育不全症、多囊卵巢综合征、卵巢功能早衰、功能性卵巢肿瘤、卵巢子宫内膜异位囊肿等。

②下丘脑-垂体-卵巢功能紊乱，垂体肿瘤或瘢痕都可以引起卵巢功能失调而致不孕；精神因素如精神紧张或过度焦虑，可对丘脑下部-脑垂体-卵巢轴产生影响而抑制排卵，从而引起无排卵型月经、月经稀少甚至闭经等。

③全身性疾病：全身性疾患如重度营养不良，或饮食中缺乏某些重要的营养因素，都可影响卵巢功能而引起不排卵；慢性疾病、代谢病，如甲状腺功能低下或亢进、糖尿病、肾上腺功能紊乱等也能影响卵巢排卵而导致不孕。

（2）输卵管因素

输卵管是导致不孕症最常见的因素。精子和卵子在输卵管相遇形成受精卵，在输卵管的蠕动下被运送到子宫腔内。任何影响输卵管这些功能的因素，均可导致不孕。如输卵管发育不全（过度细长弯曲、管壁肌收缩力减弱、纤毛运动及管壁蠕动功能丧失等），输卵管炎症（淋病、结核菌等）引起伞端闭锁或输卵管黏膜破坏使输卵管闭塞。此外，阑尾炎或产后、术后所引起的继发感染，均可导致输卵管阻塞而发生不孕。

（3）子宫因素

子宫先天畸形、子宫黏膜下肌瘤均可造成不孕或孕后流产；子宫内膜炎、内膜结核、内膜息肉、宫腔粘连或子宫内膜分泌反应不良等会影响受精卵着床。

（4）宫颈因素

宫颈黏液对精子进入子宫腔有很大影响。如果患有慢性宫颈炎或雌激素水平低落，子宫颈黏液可变黏稠或含有大量白细胞，不利于精子的活动和通过，就会影响受孕。此外，子宫颈息肉或子宫颈肌瘤会堵塞子宫颈管，影响精子的通过，子宫颈口狭窄也可能是不孕的原因。

（5）阴道因素

阴道损伤后形成的粘连瘢痕型狭窄，或先天性无阴道、阴道横隔、处女膜无孔，都能影响性交并阻碍精子的进入。在有严重阴道炎症时，大量白细胞能吞噬精子，降低精子活动力，缩短其生存时间而影响受孕。

（6）其他原因不明性不孕

有些夫妇经全面检查未发现异常，也就是说双方均未查出与不孕有关的因素。这些原因不明性不孕症可能与下列因素有关：免疫因素，如女方血清中或宫颈黏液中含有抗精子抗体，使精子凝集而影响精子的活力；卵子不健全，虽有排卵而不能受孕；内分泌功能不足；黄素化未破裂卵泡：从基础体温曲线看似有排卵，但实际卵子并未排出，而在卵泡内直接发生黄素化；子宫后倾；隐性流产；解脲脲原体感染等。

男方不育的常见原因

男性不育症的原因很多，归纳起来主要有4类。

（1）性功能正常性男性不育症

①精液异常因素：导致少精子、无精子的原因有隐睾、精索静脉曲张、染色体异常、不良生活习惯等因素，引起睾丸产生精子功能障碍、先天畸形或感染因素，如淋病、结核或非特异性感染造成的输精管道的阻塞等；某些全身因素慢性消耗性疾病如重症结核、肝炎等造成长期营养不良，酒精慢性中毒、药物中毒均可能抑制精子产生；垂体肿瘤引起功能减退可以阻碍精子的产生；内分泌功能障碍如肾上腺皮质功能亢进、甲状腺功能减退均影响睾丸内精子的产生。

②导致精子活力低下、减退，畸形率增加，顶体反应能力减弱等因素：如慢性前列腺炎、生殖系统结核、淋球菌感染、沙眼衣原体、解脲脲原体、人型支原体等非特异性感染等。

③精液不液化：主要是由于精囊分泌果糖的功能发生障碍。

以上因素，不会影响夫妻间正常的性生活，外观看上去没有什么异常，只是在医生的系统检查后才可以发现。

（2）性功能障碍性不育症

性功能障碍性不育症主要为精子不能正常进入女性生殖道，无法完成正常的精卵结合。常见的因素有心理性、血管性、内分泌性及部分药物性等因素引起的性功能障碍，这些因素往往导致不能完成正常的性交，或阳痿，或早泄，或不射精，或逆行射精。此外，如果外生殖器损伤、缺损或畸形，也会影响性生活，造成男性不育症。

（3）遗传性疾病引起的男性不育症

遗传性疾病引起的男性不育症指性染色体异常、常染色体畸变、减数分裂染色体异常等，一般表现为少精子或无精子，即使有精子，发育也往往停滞于精母细胞水平，而不能继续分化为精子。这样的疾病，一般性功能属于正常，没有其他方面的明显异常。

（4）免疫性不育

免疫性不育也是颇为常见的不育因素，如男性抗精子抗体常常与精子膜表面结合而干扰精子在宫颈黏液中的运动方向，影响精子顶体反应，阻碍精子穿透卵子透明带的能力，导致不能形成受精卵。不仅如此，抗精子抗体阳性可以直接导致精子数量减少或质量低下，使精子丧失受精能力，出现有精子、有生育能力却不能使妻子受孕的现象。

外界因素可以引发不孕不育吗

除夫妻自身因素外，许多外界因素也可造成不孕不育。

①**环境污染**：水质、空气、食品污染可对生殖功能造成影响，还有电、磁、辐射、噪声污染，以及微波、红外线、紫外线、超声、X射线、γ射线等。

②**睾丸温度过高**：温热对睾丸生精过程有抑制作用，如长期穿紧身衣裤、洗桑拿浴等，会使阴囊温度过高，而影响生精功能。

③**长期接触有毒、有害物质**：如重金属铝、钴、铅等，以及棉酚、杀虫剂、除草剂、防腐剂等都可以对睾丸生精机能造成损害。

④**营养不良等**：营养不良、微量元素缺乏、维生素缺乏均可导致不育症。

⑤**精神压力**：正值生育年龄的男女，如果长期处于极大的压力之下，神经系统会抑制大脑垂体的功能，会使精子生成受阻或不排卵，在这种情况下，当然也就不容易怀孕。

⑥**性知识缺乏**：性交部位不对，性交不射精，性生活过频，或固定时间性交（如把时间限制在周末或探亲时间），经期性交造成感染或产生抗精子抗体等。

出现不孕不育应做哪些检查

患有不孕不育症的夫妇应该做下列检查，查明原因，对症治疗。

（1）**女性检查**

①**全身检查**：女性不孕症的检查，除了医生向患者询问病史，进行一

般的体格检查和妇科检查外，大多数初步检查要化验血液常规，尿、便常规以及血沉、血型、胸部摄片等，以排除有无可以造成不孕的全身性疾病或其他部位疾病。此外，还需了解家族史、放射线接触史、毒物接触史、烟酒嗜好等。

初诊怀疑有内分泌疾病时，需做相应的内分泌检查，如甲状腺、肾上腺皮质、胰岛功能等。怀疑为神经性疾病引起者，需做植物神经系统功能检查。

②**生殖器一般检查**：了解生殖器有无发育畸形、损伤、炎症、肿瘤、痛性结节等，并检查白带有无炎症。

③**排卵功能检查**：检查阴道脱落细胞及宫颈黏液，通过垂体促性腺测定和基础体温测定了解卵巢、黄体功能是否正常以及排卵时间抗苗勒氏管激素测定（AMH）等。排卵功能有障碍的患者，还应做多种较复杂的试验检查，以明确原因。

④**输卵管通畅检查**：应在月经干净后到排卵日前做输卵管通液术或子宫、输卵管造影术，明确阻塞部位和子宫有无畸形、有无子宫黏膜下肌瘤以及子宫内膜和输卵管结核等病变。

⑤**性交后试验**：一般在排卵期进行，主要目的是检查精子是否能够穿过宫颈黏液而进入子宫，同时也可反映有无抗精子抗体或宫颈病变。具体方法为：试验前3日禁止性交，在排卵期性交，性交后2～8小时内取阴道后穹隆液检查有无活动精子，若有精子证明性交成功。然后取宫颈黏液，若宫颈黏液拉丝长，放在玻璃片上干燥后，形成典型羊齿状结晶，可以认为试验时间选择合适，再取宫颈黏液涂于玻璃片上检查。若每高倍视野有20个活动精子即为正常，少于20个提示精子与宫颈黏液不相容。

⑥**了解子宫内膜发育程度**：可在月经前期或月经来潮12小时内取子宫

内膜做病理检查，进一步了解内分泌情况或其他内膜病变。若基础体温可疑及黄体功能不全者，应测定尿中的孕二醇激素，以鉴别究竟是卵巢引起的黄体功能不全，还是子宫分泌期的子宫内膜功能不全。

⑦**宫腔镜检查**：了解子宫腔内情况，能发现宫腔粘连、黏膜下肌瘤、内膜息肉、子宫畸形等，对找出不孕症的原因有一定实用价值。如怀疑有子宫畸形与某些内分泌功能失调疾病（如多囊卵巢综合征），或者扪及盆腔内有肿块而需了解肿块与内生殖器的关系，可做盆腔充气造影或双重造影（在盆腔充气的同时做子宫输卵管造影）检查。

⑧**宫颈黏液、精液相合试验**：试验选在预测的排卵期，在玻璃片上放1滴新鲜精液，选取宫颈黏液1滴放在精液旁边，相距2毫米～3毫米，轻摇玻璃片使两滴液体互相靠近，在光镜下观察精子穿透能力。若精子能穿过黏液并继续向前行进，表示精子活力及宫颈黏液性状正常，提示黏液中无抗精子抗体。

⑨**腹腔镜检查**：适于上述检查均正常者，仍未受孕，可做腹腔镜进一步了解盆腔情况，直接观察输卵管、子宫、卵巢有无病变或粘连。并可结合输卵管通液术（液体内加美兰，使之着色易于观察），于直视下确定输卵管是否通畅。此外，对卵巢表面、盆腔腹膜等处子宫内膜异位结节，可以做电凝破坏，对附件周围的粘连做锐性分离，必要时在病变处取活检。约有20%的患者通过腹腔镜可以发现术前未能诊断的病变。

⑩**免疫功能检查**：双方查抗精子抗体、抗弓形体抗体，女方查抗子宫内膜抗体、抗卵巢抗体等，男性查免疫抑制物等。

染色体检查：有生殖不良史，如流产、早产、死产，畸形儿者，需做染色体检查。

不孕不育往往是男女双方多种因素共同影响的结果，必须通过男女双方全面检查找出原因，这是治疗不孕症的关键。由于女方的检查较男方复杂，所以在女方做系统检查前，应先检查男方。

（2）男性检查

①**全身检查**：询问病史，做体格检查和一般化验检查。

②**外生殖器检查**：检查外生殖器有无畸形或病变。

③**精液检查**：男性不育，很大一部分原因是精液质量低下，所以精液常规是每个患者必须做的检查。正常精液量为2毫升～6毫升，平均为3毫升～4毫升，pH值为7.2～7.5，在室温下放置20分钟完全液化，精子数＞6000万/毫升，活动数＞60%，异常精子＜20%，则认为有正常生育能力。若精子数为2000万/毫升～6000万/毫升，则生育能力差；若少于2000万/毫升，则生育力极差。

对于精液常规化验中发现的问题，有的需要进一步追查其原因，如精液中没有精子，就需做血液激素的测定或睾丸活组织检查，以了解睾丸生精功能的情况。对于怀疑有输精管阻塞的需做输精管造影，以了解有无阻塞、阻塞的程度和部位。

④**血液激素测定**：为判定睾丸功能不良的根本原因也需要做血液激素测定，以确定病变在睾丸本身，还是在下丘脑或脑垂体。

⑤**生化检查**：为判定附睾、前列腺、精囊的功能，则要做一系列的生化测定，选择各器官的代表性化学成分，如是精囊的问题可以测定果糖，是前列腺的问题要测定柠檬酸及酸性磷酸酶，是附睾的问题要测定肉毒碱和甘油磷酸胆碱。

⑥**免疫学检查**：对于精液质量正常、女方也基本正常的患者，要做免疫学检查，以了解有没有发生自身抗精子抗体。

⑦**染色体检查**：对于性发育异常或妻子多次流产的患者，则需做染色体检查。

⑧**精子的功能检查**：最后，如果各项检查都属正常，但还是不能使女方怀孕的话，就要考虑精子的功能是否有问题。除了做宫颈黏液的穿透试验及精子的运行试验，以了解精子能否穿过宫颈黏液，并在子宫输卵管内上行外，还可以做穿透仓鼠卵的试验。但因为这种试验手续比较烦琐，技术要求比较高，所以只用于试管婴儿前检测精子的功能或在科研中应用，平常门诊中应用得比较少。

此外，双方需做支原体、衣原体、弓形体等检查。

目前有哪些治疗不孕症的方法

目前，对不孕症采取以下方法治疗。

①**一般处理**：有全身性疾病及慢性感染病灶，应积极治疗。了解性知识，掌握排卵期，于排卵前后性交，消除焦虑情绪和精神压力。

②**治疗器质性疾病**：若发现肿瘤应及时切除；生殖器畸形可施行手术给予矫正；有炎症要积极治疗，如滴虫、支原体、衣原体性阴道炎，盆腔炎等；宫颈炎采用药物治疗，尽量不用冷冻与激光等物理手段，以防疤痕影响生育；若为宫颈口狭窄，可施行子宫颈管扩张术；有宫腔粘连者，可在宫腔镜直视下做粘连分解术，术后置宫内节育器隔开粘连面，并用雌激素、孕激素周期治疗两个月促进内膜增长，然后再取节育环；盆腔粘连分解后，腹腔内置右旋糖苷及皮质激素以防再度粘连；宫内有异物或遗留环要及时取出；对子宫后位或偏位的可用腹腔镜或剖宫术同时行子宫圆韧带悬吊术，纠正子宫位置，以利于精子上游，恢复生殖功能；患有子宫内膜

异位症要积极治疗，以利于怀孕。

③**输卵管慢性炎症及阻塞的治疗**：输卵管因素占不孕症的七成以上。输卵管慢性炎症及阻塞的治疗方法比较多，主要有以下几种：

●输卵管内注射药液：采用宫腔镜下插管通水，将含有解痉、抗炎、防粘连成分的生理盐水溶液注入输卵管，加压疏通，效果安全可靠。此注射于月经干净后2～3日始，每周两次，直到排卵期前。可连用2～3个周期。但输卵管间质部炎症及阻塞不适用。

●输卵管整形术：输卵管阻塞经保守治疗无效者，可根据子宫输卵管碘油造影结果，根据阻塞不同部位，做输卵管整形术。手术方法可分为5种：输卵管周围粘连分解术、输卵管伞端成形术、输卵管造口术、输卵管吻合术、输卵管宫角植入术等。但输卵管长度短于5厘米，年龄大于40岁，有急性或亚急性、淋菌性、结核性盆腔炎和脓肿者，为手术禁忌。在这种输卵管整形手术中，以输卵管吻合术及输卵管周围粘连分解术的成功率较高，而且大多数患者会在术后一年内成功怀孕。但若输卵管伞端功能已遭破坏或合并输卵管积水，手术治疗的成功率很低，利用试管婴儿技术来怀孕会是较好的选择。

④**恢复卵巢功能，促进排卵**：使用促排卵药物克罗米芬、来曲唑、促性腺激素释放激素或促绝经期促性腺激素等可诱发排卵。对有卵巢病变者可通过腹腔镜或剖腹手术对卵巢周围粘连进行分解及卵巢穿刺、活检、楔形切除、卵巢肿瘤剥除等。

⑤**促进或补充黄体功能**：于月经周期第15天开始每日肌肉注射HCG（人绒毛膜促性腺激素）1000单位或使用黄体酮。

⑥**改善宫颈黏液**：于月经周期第5～15天，口服乙烯雌酚0.25毫克，可使宫颈黏液变稀，利于精子通过。

⑦**免疫性不孕的治疗**：对于抗精子抗体阳性的治疗，目前采用的方法是用强的松等肾上腺皮质激素抑制免疫反应。女性可以坚持使用避孕套3~6个月，避免女性生殖道与精子接触，待体内抗精子抗体的滴度下降或消失后再停用避孕套性交，才有可能怀孕。目前中医治疗免疫性不孕也有一定效果。主要药物有抑抗宁、还精煎等。以上疗法均无效者可做宫腔内人工授精。

⑧**医疗助孕技术**：

● 人工授精：指用人工方法将男性精液注入女性生殖道内（宫颈管内或子宫腔内），使女性得以妊娠的一种方法。根据所选用的精液来源不同，分为丈夫精液人工授精（AIH）和供精者精液人工授精（AID）。前者是用于男方患性功能障碍（阳痿、尿道下裂、性交后试验异常经治疗仍无显效者），女方宫颈狭窄，宫颈黏液有抗精子抗体，精子不能穿过；后者适用于男方无精子症、男方携有不良遗传因子（白化病、家族性黑懵性痴呆等）；女方Rh阴性、男方Rh阳性，多次妊娠均因新生儿溶血症死亡，可选Rh阴性男性精液做人工授精。但AID已造成后代的近亲结婚和遗传性疾病的传播，应谨慎使用。

● 体外授精与胚泡移植（IVF和ET）：即试管婴儿。从女性体内取出卵子，放入试管内培养一定阶段与精子受精后，发育成8~16个细胞胚泡时，再移植到女性子宫内使其着床发育成胎儿。主要适用于输卵管性不孕，如输卵管阻塞严重不宜做成形术或输卵管切除术后。采用该项技术的条件是：女方年龄小于40岁，身体健康且能妊娠；女方子宫腔基本正常，子宫内膜有生理性周期变化；男女双方无精神病史；盆腔有炎症粘连者应做腹腔镜检查，至少有一侧卵巢可达到采卵的进路。

● 配子输卵管内移植（CIFT）：适用于输卵管正常的患者，即经手术实现，将培养液中的卵子与经过处理的精子一起注入双侧输卵管内，无须实验室培养。

●宫腔内配子移植（GIUT）：适用于输卵管异常的患者。将成熟卵子及优选精子送入宫腔内，直接将配子移植至宫腔内使之受精、着床。

●卵细胞质内单精子注射：本方法是显微注射授精技术，在试管婴儿基础上发展起来的显微授精技术，是通过透明带切口将精子引入透明带下或直接将精子引入卵母细胞胞浆内来提高受精率的一种新技术。由于此方法仅需一条活精子即可使一个卵母细胞受精，因此成为严重男性因素不育症，如少精、弱精、畸形精、完全不活动精子、阻塞性无精症以及免疫性不孕不育最有效的治疗方法。

植入前胚胎遗传学诊断：本方法利用现代分子生物学技术与纤维操作技术，在受精卵分裂为8个细胞时取出1～2个细胞，或在囊胚形成时取出3～10个滋养层细胞进行活检，进行特定遗传学性状检测。

以上各种治疗可引起的并发症有：各种手术均有出血感染的可能，子宫腔内手术可造成损伤与粘连；输卵管整形术可再次阻塞与粘连等。

▶ 压力性尿失禁

什么是压力性尿失禁

尿失禁就是漏尿，压力性尿失禁就是腹压增高导致的漏尿。其特点是正常状态下无遗尿，喷嚏、咳嗽或劳动、运动等腹压增高时出现不自主的尿液自尿道口漏出。有些女性在追车、跳绳时尿裤子就是压力性尿失禁的典型表现，压力性尿失禁给生活带来许多不便和尴尬，不少患者又羞于就医，耽误了治疗，所以我们有必要了解相关的知识，让女性朋友尽快摆脱这种尴尬。

压力性尿失禁的症状很典型，是腹压增加诱发的漏尿，影响女性的生活质量。压力性尿失禁的发生很常见，在成年女性中发生率为18.9%，多见于绝经后和产后女性。

为什么会发生压力性尿失禁

压力性尿失禁各国的发病情况是不一样的，北京协和医院的调查结果显示，中国成年女性压力性尿失禁的患病率高达18.9%，50~59岁年龄段患病率最高，为28.0%。那么为什么会发生压力性尿失禁呢？为什么产后和绝经后都容易得压力性尿失禁呢?

①多产、阴道分娩和会阴侧切是压力性尿失禁的高危因素。我们知道盆腔的底部承托着盆腔里的脏器,这个底托我们称为盆底,它托着膀胱、尿道、子宫和直肠。最有力量的是盆底的肌肉和韧带,支撑膀胱及尿道、子宫及直肠,使之不会脱垂和下移。女性妊娠时不断长大的胎儿及羊水、胎盘等对盆底的压迫越来越大,所以有些女性在妊娠中晚期会出现压力性尿失禁的症状。此外,在分娩过程中,胎先露对盆底肌肉过度压迫以及手术助产,再加上产后腹压增高,都会造成盆底组织损伤和松弛。

②功能障碍。先天性膀胱、尿道组织支持不足或神经支配不健全,会让那些年轻,没有生过孩子的女性也发生尿失禁。

③绝经后女性由于雌激素减退,尿道及膀胱血液供应减少,尿道及周围盆底肌肉萎缩,由此导致尿失禁。

④盆腔肿物。如果盆腔里长了巨大肿物,如子宫肌瘤、卵巢囊肿等也会导致腹压增加而发生尿失禁。

⑤体重。压力性尿失禁与患者的体重指数过大及腹型肥胖有关。

得了压力性尿失禁怎么办

压力性尿失禁的症状很典型,如果你在打喷嚏、咳嗽、跑跳时发生漏尿,说明你已经得了压力性尿失禁。虽然妊娠、分娩、绝经等是压力性尿失禁的高危因素,但并不是所有产后女性和绝经期女性都会得压力性尿失禁。因为压力性尿失禁影响女性的社交和生活质量,建议有症状的患者要及时就医,有时也许生活方式的调整和保守治疗就能缓解或解除这种难言之隐。

剖宫产女性不会得压力性尿失禁吗

答案是否定的。

分娩、阴道助产等是压力性尿失禁的高危因素，但是剖宫产女性也会得压力性尿失禁，因为怀孕期间，尤其到了孕中晚期，随着胎儿的增大，盆底承受的压力增加，一样会对盆底的肌肉及韧带产生拉伸作用，所以剖宫产女性也有得压力性尿失禁的风险。

压力性尿失禁的非手术治疗是怎么回事

在压力性尿失禁的治疗中，非手术治疗是重要的组成部分，治疗对象主要是轻、中度患者，重度患者的非手术治疗，只作为手术治疗前后的辅助治疗。非手术治疗可减轻症状，即使不能达到完全治愈，也能不同程度地减轻症状。

压力性尿失禁的非手术治疗方法主要包括生活方式干预、膀胱训练、盆底肌肉锻炼、盆底电刺激、佩戴子宫托、止尿器、α肾上腺素激动剂和局部雌激素治疗等。

①**生活方式干预**。生活方式干预主要包括减轻体重（体质指数大于30者）、戒烟、减少饮用含咖啡因饮料、生活起居规律、避免强体力劳动（包括提拎和搬动重物）、避免参加增加腹压的体育活动等。同时，应治疗便秘、咳嗽等引起慢性腹压增加的疾病。

②**膀胱训练**。是通过改变排尿习惯调节膀胱功能，通过记录每日的饮水和排尿情况，填写膀胱功能训练表，有意识延长排尿间隔，学会通过抑制尿急而延迟排尿。

③**盆底肌肉锻炼**。盆底肌肉锻炼又称凯格尔运动，是指患者有意识地对盆底肌肉群进行自主性收缩锻炼，具体做法是：反复进行缩紧肛门的动作，要求患者每日3组，每组收缩肛门8～12次，每次都尽力达到自身最长的收缩时间，训练时间至少为6个月。即使症状已经改善，仍需要坚持锻炼，并让患者有意识地训练情境反射，做到咳嗽、打喷嚏或大笑之前，能主动而有力地收缩盆底肌肉，从而预防尿失禁的发生。55%～67%的患者症状得以改善，30%的患者能够被治愈，患者的生活质量均有不同程度的提高。产妇如果能在医生指导下进行为期8周的锻炼，就能有效预防和治疗压力性尿失禁，其作用可持续1年。

④**盆底电刺激**。电磁刺激的有效率可达50%。在使用电刺激治疗的患者中，50%的患者获得了完全的控尿能力或症状改善在90%以上。此外，几种方法联合应用比单一方法治疗效果好。

⑤**佩戴子宫托**。近年，出现了一些新型子宫托，以改善压力性尿失禁的症状。对于不适合手术治疗者，可考虑使用抗尿失禁子宫托。

压力性尿失禁的手术治疗有哪些优点

压力性尿失禁的手术方法有很多种，常用方法有耻骨后膀胱尿道悬吊术和阴道无张力尿道中段悬吊术。

压力性尿失禁的手术治疗有如下优点。

①可适用于肥胖者。

②可采取局麻方式手术。

③适用于年老体弱者。

④平均出血量少，手术时间短，术后住院时间短。

⑤无严重并发症发生。

⑥对既往手术失败的患者仍有较高成功率。

有下列情况的患者，不能用手术的方法治疗压力性尿失禁：

①未完成发育的患者。

②孕妇及准备怀孕的患者。

患者出院后要注意什么

患者出院后要加强盆底肌锻炼，半年内不做重体力活动，同时养成良好的生活习惯，避免增加腹压的生活习惯，如长期站立、蹲位、负重、吸烟、咳嗽、便秘等。注意适当锻炼，增强体力，积极治疗慢性咳嗽、便秘，3个月内禁止性生活。遵医嘱定期复查随诊。建议术后3个月第一次随诊，之后每年随诊一次。医生会根据患者的情况提出合理的建议和生活方式指导。

▶ 盆腔器官脱垂

什么是盆腔器官脱垂

　　女性的盆腔里有子宫、阴道、肠道和膀胱。维持女性盆腔器官的正常位置，需要盆底肌肉、韧带和筋膜共同组成一个强有力的"托"来支撑。盆腔器官脱垂就是盆底组织薄弱造成盆腔器官下降、器官位置及功能发生异常。主要症状是阴道口组织物脱出，可伴有排尿、排便和性功能障碍，不同程度地影响患者的生活质量。该病是中老年女性的常见疾病，与压力性尿失禁一样，都属于盆底功能障碍性疾病。

　　根据脱垂的部位，盆腔器官脱垂可以分为子宫脱垂、阴道穹隆脱垂、阴道前壁膨出、阴道后壁膨出及子宫直肠窝疝等。许多患者同时有多个部位的脱垂。

　　盆腔器官的脱垂程度一般划分为轻、中、重度，或者I、II、III、IV度。

　　对于盆腔器官脱垂的处理，可以分为随诊观察、非手术治疗和手术治疗。

盆腔器官脱垂有哪些症状

盆腔器官脱垂最明显的症状是患者能够感到器官脱垂到阴道口外,久站或劳累后症状明显,卧床休息后症状减轻,严重时回不去,并且有分泌物增多、溃疡、出血等情况;阴道前壁膨出者可有排尿困难、尿不尽感、尿频、尿急、尿失禁等泌尿系统症状;阴道后壁膨出,患者会有便秘、排便困难等肠道症状。有些人在性交时有不舒服的感觉。

需要特别指出的是,盆腔器官脱垂会导致排尿、排便以及性功能障碍,但不是唯一的原因,如长期的尿潴留也能导致尿频、尿急,年龄、饮食习惯、盆底肌肉协调等都与该病有关系,可谓多因一果。因此有些患者手术以后尽管器官复位了,但是尿路功能和排便功能障碍却没有改善。

子宫为什么会脱垂

医学研究证实,妊娠和分娩是导致子宫脱垂的主要因素。如胎儿过大、胎位不正、产伤(特别是产钳或胎吸下困难阴道分娩)等会加重盆底肌肉神经的损伤。过去女性生育较频繁,因生活或工作的需要,产后没有充分休息,劳动过早,因此子宫脱垂的发生率很高。脱垂多于绝经后表现出来,并随年龄的增长而加重。如果盆底组织长期承受过大腹腔压力,如过度肥胖、慢性咳嗽、便秘,提重物等,也会促使该病的发生。此外,家族遗传性疾病,譬如马凡氏综合征等也与该病有关。总之,子宫脱垂是遗传因素和环境因素共同作用的结果。

子宫脱垂一定要做手术吗

患子宫脱垂后，医生会根据患者的年龄、生育要求、症状、严重程度、意愿等因素，制订合理的治疗方案。目前疗效肯定且成熟非手术的治疗方法有子宫托法、盆底康复治疗和行为指导。保守治疗可以缓解症状，预防脱垂加重，避免或者延缓手术，主要适用于I～II度有症状的患者，或希望保留生育功能、不能手术治疗的重度脱垂患者。

子宫托的治疗效果非常明显，医生会根据病情选择形状和尺寸都适宜的子宫托让患者试戴，最后挑选出最适合的型号。某些类型的子宫托甚至不影响性生活，但一定要严密定期随访，规律摘戴。

盆底肌训练是盆底康复治疗的一种，方法简单，方便易行，可以加强薄弱的盆底肌肉力量，增强盆底支持力，改善轻中度脱垂症状，阻止病情发展，但必须达到相当的训练量才能有效。

中药和针灸亦可促进盆底肌张力恢复，缓解局部症状。

怎样选择手术方法

有明显症状的脱垂患者，可以考虑手术治疗。医生会综合考虑各因素，譬如年龄，手术史，脱垂的严重程度，是否有性生活，全身情况等来选择一种最适合的手术方法。一般来说有两种选择：重建性手术以及阴道封闭手术。重建性手术用得比较多。

重建性手术能恢复器官的位置并保留性功能，可以经腹、经阴道或者腹腔镜。手术方法包括自体组织重建和使用网片重建。手术方法常见的有曼氏手术、经阴道子宫切除及阴道前后壁修补术、阴道封闭术、阴道前后壁修补术及盆底重建术。常用网片分为可吸收网片，由动物组织合成的生物补片，会被身体吸收而慢慢消失；不可吸收网片，手术后将永久存留在身体里；复合网片，由可吸收材料和不可吸收材料组成。一般来说，网片仅仅适合复发的患者或者存在手术失败风险的患者，特别是年龄偏大的重度脱垂患者。

▶ 绝经期综合征

什么是绝经期综合征

绝经期（传统名称为"更年期"）指绝经及其前后的一段时间，是从生殖期过渡到老年期的一个特殊生理阶段，包括围绝经期前后，停经12个月方可判定为绝经。绝经期综合征是指女性在绝经期出现的一系列绝经症状。

1994年，世界卫生组织开始推荐使用"围绝经"一词。多数女性的围绝经期始于40岁以后，平均45岁，持续1～10年，平均4～5年。中国女性平均绝经年龄在50岁。

绝经可分为自然绝经和人工绝经两种情况。前者指卵巢内卵泡耗竭，或残留卵泡对促性腺激素丧失反应，卵泡不再发育和分泌激素；后者指手术切除双侧卵巢或放疗或化疗损伤卵巢功能导致绝经。

为什么会出现绝经期综合征

女性之所以能来月经，是由于卵巢有排卵功能，体内会产生雌激素和孕激素，雌激素和孕激素作用于子宫内膜就会形成月经，并具有周期性，也就是说每个月会有一次月经来潮。如果不能正常排卵，就会出现月经失调。女性在40岁左右卵巢功能开始衰退，卵巢内卵子的数量和质量都出现明显下降，往往不能正常排卵，首先会出现孕激素的缺乏，主要表现为月经失调，随后雌激素也呈波动性下降，会表现出雌激素缺乏的很多症状，如潮热、出汗、心慌、胸闷、睡眠障碍、情绪异常等诸多不适。

绝经期综合征会有哪些症状

绝经期综合征的主要症状有。

①**月经失调**：月经周期开始不规律，具体可表现为月经稀发，经期缩短，月经量减少，以后逐渐停止；月经周期不规律，或月经频发，或月经稀发，严重者可出现无排卵型功能失调性子宫出血，进而贫血；月经突然停止，以后不再来潮。

②**血管舒缩症状**：出现潮红、潮热、出汗等症状。潮热是指患者突然感到上半身发热，特别是脸、颈及胸部阵阵发热，轻者每天发作数次，严重者每天数十次。

③**心血管系统症状**：更年期女性常出现血压波动、心悸、心律不齐、假性心绞痛等。随着绝经年限增长、血压日益升高，冠心病的发生率也会明显增加。

④**神经、精神症状**：包括心悸、睡眠障碍、皮肤感觉异常等，激动、易怒、焦虑、情绪低落、情绪波动，此外还可能出现记忆和认知能力下降等。

⑤**骨关节症状**：骨关节痛、肌肉痛是最常见的躯体症状。骨质疏松可

出现椎体压缩性骨折导致驼背，桡骨、股骨颈等处易发生骨折。

⑥**泌尿生殖道症状**：由于雌激素水平降低，可出现阴道干涩、性交困难、反复阴道炎、泌尿系统感染、尿失禁等症状。

⑦**其他症状**：包括皮肤皱纹、瘙痒、毛发脱落、乳房下垂、体重增加、腹型肥胖等。

绝经会带来哪些危害

绝经带来的主要危害是增加了心血管疾病的发生率和死亡率，增加了骨质疏松的风险。绝经后的女性随着年龄增加，老年痴呆的发病率明显高于男性。

绝经加大了女性得冠心病的危险，绝经后的激素水平下降对心血管功能、血压、糖耐量、脂代谢等都有严重的影响。所以，一旦发生心肌梗死，治疗效果往往不如男性。

骨质疏松是绝经后的另一个风险，一般发生在绝经后5～10年内。绝经后雌激素缺乏使破骨细胞活跃，骨吸收增加，骨转换加快，从而骨量迅速丢失，容易发生骨折。由骨折引起的疼痛、骨骼变形、并发症，乃至死亡等问题，严重地影响老年人的身体健康及生活质量，甚至缩短寿命，也给家庭和社会带来沉重负担。所以，绝经后的女性必须重视更年期保健。

绝经期综合征需要治疗吗

到了绝经期，女性多多少少都会出现一些症状，但并不是所有女性都需要治疗。症状比较轻的，通过自身调节可以平稳度过更年期，口服中药或植物药也可以缓解症状。但如果有中度或重度绝经期症状，最有效的治疗方法是激素补充治疗，而且在60岁以前或绝经后10年以内效果最好。这个阶段我们称之为激素补充治疗的"窗口"期，因为在这个阶段开始治疗，可以降低心血管疾病的发生率和死亡率，降低老年痴呆等疾病发生的风险，有减缓骨量丢失的速度，预防骨质疏松等益处。

哪些情况不适合做激素补充治疗

并不是所有的绝经期女性都能够进行激素补充治疗，激素补充治疗是有禁忌证的。如果存在以下情况，是不适合进行激素治疗的：

①已经怀孕或可疑怀孕。

②有原因不明的阴道流血。

③已知或可疑患有乳腺癌。

④已知或可疑患有性激素依赖性恶性肿瘤。

⑤最近6个月内患有活动性静脉或动脉血栓栓塞性疾病、严重的肝及肾功能障碍、血卟啉症、耳硬化症、脑膜瘤等。

开始激素治疗后，可于1~3个月内复诊，以后随诊间隔可为3~6个月，1年后的随诊间隔可为6~12个月。若出现异常的阴道流血或其他不良反应，应随时复诊。每次复诊须仔细询问病史及其他相关问题。推荐每年做1次上述检查，每3~5年测定骨密度1次。根据患者情况，可酌情调整检查频率。

很多患者关心治疗期限的问题，其实绝经后激素补充治疗没有具体期限的限制，是个体化用药，需要在综合考虑治疗目的和危险的前提下，使用能达到治疗目标的最低有效剂量，没有必要限制治疗的期限。治疗过程中应至少每年进行1次个体化危险/受益评估，应根据评估情况决定疗程的长短，并决定是否长期应用，在受益大于危险时，即可继续治疗。

激素补充治疗怎样选药

激素补充治疗首先要考虑两种情况，即患者有没有子宫以及患者本身的意愿。

如果患者有子宫，需要用雌激素和孕激素或者单用孕激素；如果子宫已经切除，患者一般单用雌激素就行了（子宫内膜异位症患者除外）。孕激素的作用是保护子宫内膜，对于子宫已经切除的患者是不需要用孕激素的；如果年龄比较轻或者绝经时间不长，还希望来月经的患者，可以选择能来月经的方案，即雌孕激素序贯疗法，如果患者已经绝经1年以上，不愿意来月经，可以采用连续联合的方案。具体怎么做，就医时医生会给出具体方案。

激素有口服、皮贴、经阴道膏剂、制剂等种类，常用的口服单雌激素制剂，如补佳乐；单雌激素贴剂，如松奇；复方制剂（含雌激素和孕激素），如克龄蒙、芬吗通、安今益等，另外还有具有雄激素活性的利维爱；常用的孕激素有地屈孕酮、黄体酮胶囊、安宫黄体酮；阴道制剂有欧维婷、更宝芬软膏和更宝芬胶囊。

患者可以向医生表明自己的想法，医生根据患者检查的结果以及患者的意愿选择治疗方案和用药途径。

绝经后性生活困难怎么办

绝经后雌激素缺乏会导致泌尿生殖道萎缩，如阴道萎缩、干燥、性交痛以及尿频、尿急、夜尿症、尿失禁、反复感染等，是困扰绝经后女性常见的令人窘迫的问题，很多绝经后女性存在性生活困难的情况，但是很少主动告知医生，其实这方面的问题通过性激素补充治疗是完全可以解决的。

很多绝经女性都有泌尿生殖道萎缩症状，但又不愿意用口服药，这类患者可以考虑局部治疗方案。阴道局部应用雌激素可有效缓解泌尿生殖道萎缩症状，改善压力性尿失禁症状。常用药物有雌三醇软膏（商品名：欧维婷）、普罗雌烯乳膏（商品名：更宝芬乳膏）。雌激素软膏用药的剂量因人而异，应个体化，应用最低有效剂量，一般开始时每天用，连用2周左右，症状消失后改为每2～3日用药一次。

吃药后乳房胀痛或不规则阴道出血怎么办

随着人们健康意识的逐渐增强，很多女性刚进入围绝经期就开始进行激素补充治疗，因为激素补充治疗不仅能够改善绝经相关症状，而且可以预防相关的疾病。但有人吃药后会有乳胀或不规则阴道出血的情况，于是会害怕，担心会得乳腺癌、子宫内膜癌，这种担心是可以理解的。

激素补充治疗对乳腺的影响因人而异，乳房胀痛是激素补充治疗常见的不良反应之一。乳房胀痛与乳腺的密度有关系，乳腺密度的变化主要发生在用药的第一年，乳腺胀痛主要发生在用药的初期。

激素治疗有来月经方案和不来月经方案，使用不来月经方案的患者在用药的最初半年左右可能会出现不规则出血，一般不需要做特殊处理。另外，还有一些情况可能会导致出血，例如漏服药，或者同时服用了其他的药物或保健品，如果出现异常出血就要及时就诊。

绝经期综合征患者怎样调整生活方式

保持良好的生活方式可以明显改善绝经期症状，降低血脂，防止骨质疏松及心血管疾病，这在任何时候对健康都很重要。具体包括以下几方面。

①**合理健康饮食**。每日进食水果和蔬菜不少于250克，全谷物纤维，每周食2次鱼类，低脂饮食，限制摄入食盐（低于6克／日），饮酒量不超过20毫升／日。

②**规律运动，保持正常体重**。锻炼的最佳方式为每周至少3次，每次至少30分钟，强度达中等，每周增加2次额外的抗阻力练习会更有益。

③**严格戒烟**。

④**自我调适**。保持乐观的心态和健康的情绪；加强社会和家庭的心理支持；保持适度的性生活。

怎样对待令绝经期女性困惑的几个问题

绝经期女性常因这些问题而困惑。

①绝经期是否忍一忍就过去了，不需要治疗？绝经期症状有轻有重，症状轻的可以通过自身调节较为平稳地度过绝经期，但是症状严重的患者生活质量明显下降，可以通过药物治疗来缓解症状。

②激素补充治疗是否会致癌？有些患者一提到激素，马上想到得癌，现有的循证医学数据表明，雌激素和（或）孕激素补充治疗达3～5年，不会显著增加患者得乳腺癌的风险；治疗5年以上者，乳腺癌的发生危险是不确定的。激素补充治疗患乳腺癌的风险，可能小于由生活方式因素如肥

胖、酗酒所带来的风险。但是，临床经验仍然建议激素补充者应定期检查、查体。

③绝经激素补充治疗是否会发胖？很多人只要一提到激素，立刻会想起长胖。事实上人体内激素有很多种，一说起激素，大家会联想到发胖，这种激素应该是糖皮质激素，而不是绝经治疗时使用的性激素。临床分析结果显示，与不治疗的人相比，应用了绝经激素治疗者的体重并不会增加，但绝经本身会引起体重增加。

④绝经激素补充治疗会有依赖性吗？药物依赖性是指反复用药所引起的心理上或生理上的对药物的依赖状态，如吸毒。

大多数患者开始绝经激素补充治疗后，短时间内潮热、出汗等近期症状就会明显减轻甚至消失，但一停药，症状又会出现，这只是表明需要继续治疗，而不是强迫性地要连续用药。

⑤绝经激素补充治疗可以保持年轻，是否应该尽早用？很多爱美的女性担心自己衰老，想尽早用激素保持年轻，有时月经量刚刚有所减少，就想赶紧用上激素药物。但绝经激素治疗不能滥用，它有治疗的适应证和禁忌证，一定要在专业医生指导下才能应用。当出现月经不规律或有相关症状时需要到医院就诊，经过检查明确已经进入绝经期，并且没有用药的禁忌证时，才可以开始绝经激素补充治疗。

对于绝经激素补充治疗，我们既不能过分夸大它的益处，也不用过分担心它的不良反应，应以良好的心态，在医生指导下用药，并做到按时随诊。

▶ 卵巢早衰

什么是卵巢早衰

卵巢早衰，是指已建立规律月经的女性，40岁以前，由于卵巢功能衰退而出现持续性闭经和性器官萎缩，常有促性腺激素水平的上升和雌激素的下降，其临床表现为闭经、少经，伴有不同程度的潮热多汗、心烦、失眠、阴道干涩、性欲下降等绝经前后症状，使患者未老先衰，给其身心健康和夫妻生活带来极大的痛苦。据统计，发病率在一般人群中占1%～3%，近年来有上升的趋势。

卵巢早衰的主要病因有哪些

卵巢早衰是一种病因复杂的妇科内分泌疾病，指卵巢对正常的促性腺激素不能做出正常反应，出现了体内促性腺激素水平很高，而卵巢产生的雌激素水平很低的现象。卵巢早衰的原因较为复杂且无定论，可能与下列因素有关。

①**精神压力过大**：有些女性长期处于工作、社会、家庭等多方面的压力之中，造成植物神经紊乱，干扰中枢神经系统与下丘脑的功能，影响人体的内分泌调节，导致卵巢功能下降、激素水平降低或突然消失，更年期提前，出现疲劳、月经不调等症状。

②**遗传**：卵巢早衰与患者染色体异常的遗传因素可能有关。

③**性腺感染**：病毒感染可能是引起卵巢早衰的原因之一。目前已发现，幼年时患过病毒性腮腺炎的人易发生卵巢早衰。病毒侵害卵巢细胞和组织，导致卵巢功能下降，生殖器官萎缩。

④**自身免疫性疾病**：卵巢功能过早衰退可能是免疫系统错误地将卵巢组织内的生殖细胞当作外来异物进行攻击、杀戮的结果。研究发现，部分卵巢早衰患者合并有自身免疫病，如爱迪森氏病、桥本（Hashimoto）甲状腺炎或类风湿病等。

⑤**性染色体异常**：如决定性腺分化的X染色体上基因异常而影响性腺发育。

⑥**药物毒性作用**：长期服用避孕药的女性，卵巢功能因长期受到抑制而导致功能紊乱，无法正常分泌性激素，亦无法正常排卵，最终卵巢功能衰退。

⑦**医源性因素**：如卵巢囊肿复发，反复手术导致卵巢功能损伤，盆腔放疗、化疗以及其他相关手术，等等。

怎样治疗卵巢早衰

（1）西医治疗

①**雌、孕激素补充疗法**：目前对卵巢早衰的治疗主要使用雌、孕激素

补充疗法，使卵巢恢复对促性腺激素的敏感性。长期应用雌、孕激素补充治疗后，部分患者可能恢复自然排卵或妊娠。同时，一定水平的雌激素可以改善外阴、阴道的生理状态，延缓生殖器官的退行性改变，使绝经后女性维持正常的性生活。此外，补充雌、孕激素对维持骨和脂蛋白等的正常代谢，防止骨质疏松、动脉硬化和冠心病的发生也是大有裨益的。

②**借卵生育**：对于卵巢功能衰竭的不孕症患者，现在也有了怀孕的可能，那就是接受辅助生育技术中的赠卵技术。卵子主要来源于年龄＜35岁的自愿供卵的正常育龄期女性和受者的亲属与朋友。在胚胎移植之前，患者需进行类固醇激素补充治疗以促进子宫内膜发育，改善机体的内分泌环境，使之具备接受孕卵的能力。应用血激素测定、子宫内膜活检、阴道B超与多普勒（Doppler）测定子宫动脉血流阻力了解子宫内膜接受性，调整给药剂量，可获得同步发育的子宫内膜和满意的激素环境。妊娠后必须使用类固醇激素维持至妊娠12周。

（2）中医治疗

中医并无"卵巢早衰"之病名，但其相似症散见于月经过少、月经后期、闭经、血枯、年未老经水断、不孕等病。中医对本病的讨论最本质的是气血精尤以精血虚衰为主，导致形体与功能早衰。"女子月水先闭……肾水绝，则木气不荣而四肢干痿，故多怒，发、筋骨痿，若五脏传遍则死，宜用益阴血制虚火。"因此，中医治疗以补肾益精、健脾养血为主，同时结合中医人工周期疗法调经，可获得一定疗效。

PART 6

妇科常见症状和
病例分析

▶ 妇科常见症状：出血

不规则的阴道出血要警惕

（1）葡萄胎引起的出血

小姚，27岁，结婚两年了，因为觉得自己还年轻，所以没有急着要孩子。两个月前，小两口经过周密计划怀上了小宝宝。

可是小姚恶心、呕吐等早孕反应非常严重，根本不能吃东西。一个星期前，阴道开始不规则出血，月经量时多时少，时断时续，同时伴有下腹疼痛。到医院检查，医生发现小姚的子宫大于她怀孕的月份，就像妊娠4个月大小，双侧卵巢还都有拳头大小的囊肿。是早孕流产、双胎妊娠、羊水过多，还是葡萄胎？经过B型超声波检查，医生发现小姚增大的子宫区内充满长形光点，如雪花纷飞，即"落雪花状图像"，没有正常的胎体影像。血绒毛膜促性腺激素高于正常值几倍。最后医生诊断小姚患了葡萄胎和双侧卵巢黄素囊肿。

小姚不解，问医生，正常怀孕怎么怀上了葡萄胎？葡萄胎是一种什么样的疾病呢？医生告诉小姚，葡萄胎属于妊娠滋养细胞疾病，这种病还包括侵蚀性葡萄胎、绒毛膜癌等，是一组来源于胎盘绒毛滋养细胞的疾病。

葡萄胎由胎盘绒毛形成，看上去像大小不等的水泡，小的隐约可见，大的直径可达数厘米，水泡之间有细蒂相连成串，形如葡萄，所以被称为葡萄胎。

葡萄胎有两类：一类是完全性葡萄胎，即整个子宫腔内充满水泡状组织，无胎儿及其附属物。如果在显微镜下观察，可以看到绒毛体积增大，有滋养细胞增生；另一类是部分性葡萄胎，即胎盘绒毛部分有水泡状变化，常合并有胚胎或胎儿组织，胎儿多已死亡，很少能存活至足月，显微镜下观察，可见部分绒毛水肿，滋养细胞增生程度较轻。

葡萄胎的发病原因目前尚不清楚，过去有早期胚胎死亡、营养、病毒感染等学说，但都未被确切证实。营养状况与社会经济因素被认为是高危因素之一，如果饮食中缺乏维生素A、胡萝卜素和动物脂肪会导致葡萄胎的发生率明显增高，另外，高龄妊娠也是一个高危因素。近年来发现，葡萄胎与遗传有关。

葡萄胎水泡囊壁很薄，透亮，内含清液，水泡与水泡的空隙充满血液及凝血块。其最主要的病理学特点是滋养层细胞有不同程度增生，绒毛间质水肿，血管稀少或消失。

妇科临床对葡萄胎的处理方法有以下几种。

①**清宫**：被确诊为葡萄胎后应及时清除子宫内容物，清宫前做全身检查，注意有无休克、子痫前期、甲状腺功能亢进、水电解质紊乱和贫血等症状。手术应该由有经验的医生操作，一般采取吸宫术。子宫内容物被吸出后子宫会逐渐缩小，对刮出物要进行组织学检查，必要时二次清宫。

②**预防性化疗**：对于是否对葡萄胎患者进行预防性化疗，目前临床仍有不同的观点，不做常规推荐，应由专科医生综合评估后决定。

③**卵巢黄素囊肿**：这种囊肿可在葡萄胎清宫后自行消退，一般不必进行处理。如果出现急性扭转，可在B超或腹腔镜下进行穿刺吸液，使之复位，如果扭转时间过长发生坏死，要将患侧附件切除。

④**子宫切除**：切除子宫不能预防葡萄胎向子宫外转移，所以不是常规的处理方法。

⑤**随诊**：葡萄胎被清除后，患者应每周检查血或尿HCG1次，至指标全部正常为止。然后视条件改为每2周或1月查血1次，随诊3个月后，可每月或每2个月查1次，至6个月或1年，以后每半年或1年复查1次。病人出现临床症状（阴道出血或咯血）时，应随时复查。疑有恶变时，应及时行肺CT检查。葡萄胎恶变大多发生于1年内，但亦有潜伏长达10余年者。

葡萄胎清除后8周，如出现尿HCG阴性，血HCG高于正常，或下降后又重复升高现象，除葡萄胎组织残留或再次妊娠的可能性外，则患侵蚀性葡萄胎或绒癌的可能性比较大。

葡萄胎处理后1年内应避孕，避孕方法首选避孕套，也可以选用口服避孕药，因宫内节育器容易与子宫出血相混淆，一般不建议使用。

医生用负压吸引术给小姚清除了子宫内容物，并对刮出物进行组织学检查，证实为葡萄胎。

术后小姚定期随访血、尿HCG，在正常范围，并用避孕套避孕1年。

两年后夫妻二人在周密的计划下又怀孕了，经过定期孕前检查，十月怀胎后，小姚生了一个健康的小宝宝。

（2）宫外孕引起的出血

王女士，40岁，就诊时口述"痛经"，仔细询问病史，发现她停经45天后又来月经，月经量少于以前，颜色偏暗，时断时续，偶尔伴小腹疼痛，以为是受凉引起，自服红糖水3天后月经量没有太大变化，便来医院就诊，平时月经规律，月经周期30天左右，曾生育一个男孩，孩子14岁，平时采取避孕套避孕。医生让她做尿HCG检查，结果显示为尿妊娠阳性，经腹部B超显示在子宫内未见胎囊，在左侧输卵管壶腹部见大小为1.6厘米×1.2厘米孕囊。最后医生诊断为左侧输卵管妊娠。

王女士因为已经有了孩子，没有继续生育的要求，最后医生安排王女士住院行腹腔镜手术。7天后王女士痊愈出院，医生告诉王女士，幸好就医及时，如果等到孕卵继续增大，超过输卵管的承受能力就容易引起腹腔大出血，这样就非常危险了。因此，已有性生活的女性，如果出现停经、阴道不规则出血伴随小腹疼痛时应提高警惕，尽早就医诊治，防止因宫外孕破裂造成大出血，以免对身体造成大的伤害。

宫外孕又叫异位妊娠，是指受精卵种植在子宫腔外的妊娠，包括输卵管妊娠、腹腔妊娠、卵巢妊娠、宫颈妊娠及子宫角妊娠等。但多见于输卵管妊娠，约占95%，近年来发病率明显上升。

导致输卵管妊娠的病因有如下几种。

①**慢性输卵管炎**：是输卵管妊娠的常见病因。输卵管内膜炎引起输卵管完全堵塞或狭窄；输卵管周围炎导致输卵管扭曲变形等影响孕卵在输卵管中的正常运送。

②**输卵管发育或功能异常**：输卵管过长、肌层发育不良、黏膜纤毛缺如、双输卵管、憩室或有副伞等，均可成为输卵管妊娠的致病因素。

输卵管生理功能复杂，输卵管壁的蠕动、纤毛活动以及上皮细胞的分泌均受雌、孕激素的精细调节，如两种激素之间平衡失调，将会影响孕卵的运送而发生输卵管妊娠。

③**宫内节育器**：宫内节育器（IUD）与异位妊娠发病率的关系已引起

国内外重视，很多学者发现，随着IUD的广泛使用，异位妊娠的发病率增加，其原因可能是由于使用IUD后的输卵管炎所致，但目前意见尚不统一。

④**输卵管手术后**：输卵管绝育术不论采用结扎、电凝还是环套法，如形成输卵管瘘管或再通，均有导致输卵管妊娠的可能。

⑤**盆腔子宫内膜异位症**：主要由于机械因素所致。此外，异位在盆腔的子宫内膜，对孕卵可能有趋化作用，促使其在宫腔外着床。

⑥**孕卵的游走**：一侧卵巢排卵，受精后经宫腔或腹腔向对侧移行，进入对侧输卵管，这就是孕卵的游走。如移行时间过长，孕卵发育长大，不能通过输卵管，就会在该处着床。

输卵管妊娠可以有三个结果：

①**输卵管妊娠流产**：孕卵如被种植在输卵管黏膜皱襞内，发育中的胚囊易向管腔膨出，最终会突破包膜而出血，胚囊也可与管壁分离而出血，如果整个胚囊剥离，落入管腔，并经输卵管逆蠕动排至腹腔，即形成输卵管完全流产，腹腔内出血一般不多。如果胚囊剥离不完整，尚有部分绒毛附着于管壁，则为输卵管不全流产。

②**输卵管妊娠破裂**：孕卵如被种植于输卵管黏膜皱襞间，胚囊生长时易向管壁方向侵蚀肌层及浆膜，最后穿透浆膜，形成输卵管妊娠破裂。

壶腹部妊娠，以上两种结局均可发生，但以输卵管妊娠流产为多。壶腹部管腔较大，一般在妊娠8~12周发病。

峡部妊娠时，因管腔狭小往往发生输卵管破裂，并且发病时间较早，一般在妊娠6周左右。

间质部妊娠虽少见，但后果严重，其结局几乎全为输卵管妊娠破裂。输卵管间质部为进入子宫角的肌壁内部分，管腔周围肌层较厚，故破裂时间最晚，约在妊娠4个月时发病。间质部为子宫血管和卵巢血管汇集区，血运丰富，致使破裂时症状极为严重，往往在极短时间内发生致命性腹腔内出血。

③**继发性腹腔妊娠**：输卵管妊娠流产或破裂发生后，随血液被排至腹腔中的胚胎，绝大多数迅速死亡而被吸收。偶尔胚胎存活，绒毛组织仍附着于原位或排至腹腔后重新种植而获得营养，胚胎在腹腔中继续生长，可发展为继发性腹腔妊娠。如破裂口在阔韧带内，可形成阔韧带妊娠。

异位妊娠应与宫内妊娠流产、急性阑尾炎、黄体破裂及卵巢囊肿蒂扭转等相区别。

宫外孕的治疗原则以手术为主，其次为药物治疗。

①**手术治疗**：一般根据患者的年龄、生育状态、患侧输卵管的状况，选用输卵管切除或保留输卵管的保守性手术。

②**非手术治疗**：药物治疗主要适用于早期输卵管妊娠未破裂，要求保留生育能力的患者，可选用全身或局部用药，也可以选用中医中药进行治疗。

性交后为什么会出血

（1）宫颈息肉引起的性交后出血

辛女士是一位办公室白领，32岁，就诊时说最近3个月总是性交后出血，每次来月经都持续一周到半个月，基本无其他症状。上半年刚做的妇科检查，每年做妇科检查和宫颈TCT都提示宫颈轻度发炎。医师在给她做检查的过程中发现宫颈糜烂为轻度，但在宫颈口内侧三点的位置可见一个鲜红色的小肉赘，直径约0.5厘米，随即给她做了摘除术，并将摘除物做组织细胞学检查，一周后病理结果显示为宫颈息肉，并嘱咐禁止同房1个月。在随后的半年里，辛女士月经情况正常，也没有再出现性交后出血的情况。

宫颈息肉是生长在宫颈管内或宫颈外口的良性赘生物。任何年龄均可发生，但以生育年龄多见。来源于宫颈管黏膜的息肉，呈鲜红色，质地软，较脆弱，轻轻接触即可出血。息肉很小时无明显症状，但因其他疾病而做妇科体检时可能被发现；息肉较大时，则会出现月经后淋漓出血、白带增多、血性白带以及接触性出血。

治疗宫颈息肉的常用方法是息肉摘除术，由于有复发的可能性，所以要定期随诊。

（2）宫颈癌引起的性交后出血

陈老师是物理老师，50岁。去年我们初中的同学和老师聚会时，陈老师知道我是妇产科大夫，就悄悄地问我："我怎么每次同房后都会有少量阴道出血？"我问她去医院检查过没有，她说这种情况已经有十几年了，去医院查过几次，都说是宫颈糜烂引起的，还做过冷冻治疗，之后好了几年，可最近又开始出现这种情况，会不会是癌变了？我当时安慰她说："您先不要太紧张，到我们医院来，我先给您做一个宫颈细胞学检查。"陈老师忙说："是宫颈刮片吧，我年年都做，大夫讲是慢性宫颈炎。可有一次普查后，我被通知到医院妇科去复查，说是我的宫颈刮片结果是中度不典型增生，结果给我做了宫颈冷冻治疗。那之后确实好了几年，现在又出现这种情况，我担心是不是癌变了。"

性交后出血是一种接触性出血，可能由宫颈炎症引起，也可能是子宫颈癌的早期表现。这是两种性质完全不同的子宫颈病变，但两者之间又存在着一定的关系。子宫颈上皮由宫颈阴道部的鳞状上皮与宫颈管的柱状上皮共同组成，两者有一个交界部。这个鳞-柱交界部受体内雌激素的影响，可以发生前后的移动而形成一个移行带。许多诱因如外来致癌物质的刺激（主要是HPV病毒）等，导致宫颈移行带反复移动，同时移行带区的未成熟细胞增生活跃，可向不典型方向发展（既不是柱状上皮，也不是鳞状上皮），成为一种癌前病变。其中轻、中度不典型增生尚可逆转至正常，但最后有10%～15%可发展为子宫颈癌；而重度不典型增生则约有75%将转变为子宫颈癌。可见子宫颈鳞-柱交界的移行带是子宫颈癌的好发部位，不典型增生是一种癌前病变。这样一分析，陈老师的担心完全是有道理的。

不久，我为陈老师再次做了宫颈细胞学检查，结果是高度上皮内病变，为可疑癌，高危型HPV检测为16型感染。接着又为陈老师在阴道镜下取了一块活体子宫颈组织进行病理检查，结果是子宫颈原位癌。还好，癌细胞仅局限于子宫颈上皮层内，没有浸润。做了全子宫切除术后，现在陈老师又站到了讲台上，继续工作。

30岁以上的已婚女性，每年应定期做一次宫颈TCT（薄层液基涂片术）及高危型HPV检查。

两次月经中间的出血是怎么回事

小孙今年22岁，大学毕业，近半年她一直被一个问题所困扰，就是每次月经过后1周，又开始出现阴道出血的情况，出血量比平时来月经时少，持续3～5天，有时呈咖啡色，偶尔会呈鲜红色，刚过10天左右又会来一次月经。这种两次月经中间的出血可能是排卵期出血。

那么，为什么会出现排卵期出血呢？正常情况下，两次月经之间，也就是在排卵期，雌激素水平降低，但不会降得很低，这个水平足以维持子宫内膜不坏死脱落，因而不出血。如果这时候雌激素水平降得过低，子宫内膜缺乏激素的支持，就会发生萎缩、脱落、坏死的现象，表现为阴道出血，这就是排卵期出血。排卵后，由于雌、孕激素水平逐渐上升，子宫内膜逐渐修复，出血也就自然停止了。

要确定排卵期出血并不难。一是根据临床表现，多发生于两次月经中间，于月经周期的第12～16天发作，呈周期性；有时伴有一侧下腹部胀痛，腰酸，白带增多、清稀；二是通过检查可以确诊，只要测量基础体温，在基础体温上升前后2～3日内有少量阴道出血，即可以确定为排卵期出血。

排卵期出血有时候量很少，仅见点滴出血，有时候则如少量月经，很少有大量出血，也很少有血块。少数人出血时间可以较长，直至下次月经来潮。有时候几次月经之后不治疗也能够自己恢复正常，有时候却反复多次出现。排卵期出血一般不影响健康，但经常出血会给生活带来不便，同时也减少受孕的机会。因为在出血期间不宜过性生活，但此时正是排卵的时候，无同房当然就减少了受孕机会，等到血止后再同房，卵子已经死亡了。

妊娠早期出血有原因

先兆流产可引起妊娠早期出血。

　　王大妈的儿媳妇怀孕了，这在别人家可能算不上是一个惊人的消息，但对王大妈来说可是一个天大的喜讯。儿子结婚5年了，可儿媳妇的肚子一点儿动静也没有。头两年小夫妻俩忙于业务学习，王大妈想可能小两口怕影响学习不准备要孩子。等他们学习结束，小两口拿着进修文凭来向王大妈报喜的那一天，老人家明确地提出了想抱孙子的要求，小两口笑着答应了，说这也是他们下一步的计划。从那以后，王大妈天天盼着好消息，又一年过去了，好消息迟迟没到，全家人都开始着急了，儿媳妇到医院里去检查，子宫、输卵管、卵巢结构都是正常的，但基础体温曲线、生殖激素检测和取内膜活检后子宫内膜病理检查都提示她卵巢功能不正常，无排卵。不孕的原因找到了，儿媳妇为不负众望到处求医，一来二去又一年过去了，问题还是没有解决。

　　医生看了患者的所有病历，并了解了一年来的治疗情况后，告诉他们："卵巢功能不正常引起的不孕，治疗起来并不是很困难，可采用调整卵巢功能、促排卵的方法，但治疗过程中需要不断观察和调整。"经过半年多的治疗后，终于有了好消息。

　　几天后王大妈又带着儿媳妇来医院了："我儿媳妇出血了，是不是要流产？大夫快给看看吧！"医生对孕妇进行了检查，发现出血量很少，问孕妇有没有下腹痛，孕妇说仅有轻微的腰酸，结合孕妇的病史，医生分析可能是卵巢黄体功能不全引起的先兆流产，抽血检查结果显示她体内的孕酮水平的确较低，于是医生让她卧床休息，尽量少活动，并注射了黄体酮进行保胎治疗。医生对王大妈一家说："妊娠早期出血的病因很多，发生在停经30天左右的少量出血，多数都是孕卵种植到子宫内膜时引起的，一般出血量很少，无腹痛，可持续2～3天，有人会把这种出血当作月经，结果使预产期的计算出现误差。发生在停经40多天的出血，大多数是先兆流产，而先兆流产的原因绝大部分是胚胎发育异常，是一种人类自然淘汰的过程，因此，我们不主张保胎。但是，因为孕妇黄体功能不全引起的出血也多发生在停经40多天，这种情况又必须进行保胎治疗，这就需要妇科大夫在明确原因后做出正确的处理。您家儿媳妇过去卵巢功能异常，经治疗后妊娠，出血的原因可能是黄体功能不全，可以先用黄体酮保胎治疗，如果出血很快停止，停经50天后B超检查能看到胎芽、胎心，证明胚胎发育正常，那就皆大欢喜。但如果仍出血不止，2次B超均看不到胎芽、胎心，就证明胚胎发育异常已经停育，应该进行清宫处理。"

注射黄体酮以后，孕妇的出血停止了。1周以后B超检查，胎囊、胎芽、胎心全都正常，经过一段时间的精心调养，最后，王大妈的儿媳妇生了一个大胖小子，全家人别提多高兴了。

妊娠晚期出血要就医

（1）前置胎盘引起出血

一天夜里，一个孕妇被急救车送到医院。孕妇说一觉醒来发现自己睡在血泊中，除了头晕、心慌外并没有腹痛，家人看她面色苍白，床上有一大摊血，都吓坏了，立刻打电话呼叫急救中心，用救护车将孕妇送到医院抢救。

这是一个妊娠7个月的孕妇，26岁，曾经做过3次人工流产，这次妊娠基本顺利。一周前出现少量出血，无腹痛，在进行产前检查时做了B超，提示为"前置胎盘"，医院要收她住院治疗。她认为出血又不多，而且没有肚子痛，不愿意住院，就拿了一点儿药回家了。大夫嘱咐她卧床休息，尽量少活动，出血多了随时住院治疗。她在家躺了两天，出血被止住了，就又忘乎所以了。先是在家里干活儿，后来干脆去逛街，发生问题的前一天下午在百货商店逛了半天，给未出世的孩子买这买那，结果晚上就发生了这种情况。

经过检查，她是因为完全性前置胎盘引起的妊娠晚期大出血，导致失血性休克，血色素只剩下5克，估计失血量在2000毫升以上。医师马上组织了抢救，先给她输了新鲜血液，使休克得到初步的纠正，接着急诊做了剖宫产术，取出了覆盖在子宫颈口上方的胎盘，那个还未成熟的胎儿早已因为失血缺氧而死亡了。幸亏抢救得及时，她的子宫保住了，这对孕妇和家人都是一种安慰。但谁又能保证她下次妊娠不会再发生这种情况呢？

在正常情况下，妊娠时胎盘应该附着在子宫体部的后壁、前壁或侧壁上。前置胎盘就是胎盘附着在子宫的下段或覆盖在子宫颈口的上方，是妊娠晚期出血的主要原因之一。因为妊娠晚期子宫下段伸展明显，这样就会使附着在上面的胎盘发生血窦的破裂而引起出血。前置胎盘引起的出血特点是"无痛性反复出血"，初次出血量可能不多，又没有腹痛，不足以引起孕妇的重视。但反复出血或发生大出血，引起孕妇失血性休克，如果处理不当，会危及母儿生命。前置胎盘的病因可能与子宫内膜病变有关，多次刮宫就是原因之一。

前置胎盘的原因可能是。

①子宫内膜病变及发育不良：据统计，85%～95%为经产妇，如人工流产、剖宫产、多产、子宫内膜感染等因素，使子宫蜕膜血管发育不全，受精卵发育迟缓，胎盘发育异常，如多胎、局部或全身营养不良、副胎盘或膜状胎盘等。

②宫腔形态异常：宫腔形态异常也能导致前置胎盘。

③其他：有人认为吸烟和吸毒会引起胎盘血流减少、缺氧而代偿性增

大，从而导致前置胎盘。

前置胎盘的治疗。

①**积极期待疗法**：在不影响孕妇生命安全时，尽量使胎儿达到成熟。期待过程中，必须对母体进行各种有效治疗并密切监护胎儿的健康状况。

②**卧床休息和左侧卧位**：前置胎盘随时有出血可能，应住院观察，出血期间，需绝对卧床休息；止血后，只能轻微活动。采用左侧卧位，可减少增大的子宫对下腔静脉的压迫，改善子宫胎盘的血液循环。孕妇应保持情绪安定，可给予适当的镇静剂。

③**避免局部刺激**：疑有前置胎盘者，应禁止性生活和阴道检查。应先做B超检查，必要时考虑做阴道检查。检查时，一般仅用窥器，暴露观察，除外宫颈、阴道壁疾患，如确需做宫颈内口检查，必须补液、配血、做好剖宫产准备，并由有经验的医师进行。

④**吸氧、纠正贫血**：前置胎盘孕妇有不同程度的贫血，胎盘附着于子宫下段或胎盘薄而种植面大，其血液循环较差，间歇吸氧可提高孕妇及胎儿血氧浓度。轻度贫血的孕妇除饮食富含营养外，应给予补血药物。中度以上贫血者，需多次输血。

⑤**宫缩抑制剂**：前置胎盘出血是由于子宫下段伸张，与附着胎盘发生错位，宫缩时错位更明显，故在出血期间，运用宫缩抑制剂能有效减少出血，延长孕周。

出现下列情况应考虑终止妊娠：

①有条件进行胎儿肺成熟度检查者，一旦胎肺成熟可考虑终止妊娠。

②不能进行胎儿肺成熟度检查者，孕35周后胎儿基本成熟，也可终止妊娠。

③反复出血量多致孕妇贫血休克者，也要终止妊娠。

（2）胎盘早剥引起出血

某孕妇，28岁，家住农村，首次妊娠，怀孕35周，由于下腹隐痛伴阴道出血到妇产科急诊，来医院前已经疼痛7小时，并且胎动开始减少，阴道出血时伴有鲜红色小血块，经医生仔细查体后发现有不规则子宫强直性收缩，并且宫缩间歇期不明显，子宫张力大，伴有前壁宫体部压痛，胎心尚在正常范围，凭借产科医生丰富的临床经验，考虑到这不是一个简单的先兆早产病例，而极有可能是前置胎盘或胎盘早剥等引起的产前出血。但是这位患者没有进行任何产前检查，怀孕期间出现血压升高也未在意，没有进行任何治疗。为明确诊断，孕妇立即接受了彩超检查。彩超结果显示"胎盘前缘回声异常，面积达1/3"。至此，结合患者病史、体征、辅助检查报告，证实为"胎盘早剥"。于是医生立刻对患者施行剖宫产术终止妊娠。术后母子二人在产科和儿科医生的悉心照料下恢复良好，如期出院。出院时产妇怀抱着心爱的宝宝无限感慨地对医生说："还是这里好啊，谢谢医生，谢谢全体医务人员！"

胎盘早剥是指孕妇在怀孕20周以后或在分娩时，正常位置的胎盘在胎儿出生前，有一部分或者全部自子宫壁剥离。胎盘早剥是妊娠中晚期的一种严重的并发症，往往起病急、进展快，如果处理不及时，可以对母儿造成生命的威胁。

胎盘早剥的发病机制目前不十分清楚，但与下列因素有关。

①与孕妇自身的血管病变有关。因为患这些疾病的孕妇子宫胎盘间的小动脉痉挛或硬化，引起远端毛细血管缺血坏死以致破裂出血，血液流到子宫胎盘之间形成血肿，从而使胎盘自子宫壁剥离。

②有的孕妇由于受到意外的创伤，尤其是腹部直接受到撞击；或者胎

位不正在行外倒转术纠正胎位时；或者胎儿脐带过短；或胎儿脐带缠绕在胎儿颈部、肢体等，在分娩过程中，胎儿先露部的下降，均可由于过分牵拉，致使胎盘早剥。

③多胎妊娠尤其是双胎妊娠。在分娩时，由于第一个胎儿娩出过快或羊水过多，在破膜时羊水流出过快，使宫腔内压骤然下降，子宫突然收缩，也可以使胎盘自子宫壁剥离。

④孕妇在孕晚期或临产后，由于长时间取仰卧位，巨大的妊娠子宫压迫下腔静脉，使子宫静脉瘀血，静脉压升高，同时也可以使子宫胎盘血管瘀血或破裂，使部分或全部胎盘早剥。

对于胎盘早剥的诊断主要是依据患者的病史、临床表现和医生查体以及其他辅助检查而定。轻型胎盘早剥由于症状不典型，明确诊断有一定的难度，应该仔细观察患者，同时借助B超检查可以确诊；重型胎盘早剥，据其典型症状和体征，一般确诊不会有太大的困难。在确诊重型胎盘早剥的同时，应该对其严重程度做一个正确判断。通过实验室检查，确定有无并发凝血功能障碍、肾功能衰竭等，以制订合理的处理方案。

孕妇一旦出现胎盘早剥，随时都有危及母儿生命安全的可能。而母儿的预后与对该病的处理是否及时有密切的关系。在胎儿未娩出前，胎盘可以继续剥离，难以止血。这种情况持续时间越长，患者病情越重，出现凝血功能障碍等各种并发症的可能性就越大。鉴于上述情况，为确保母儿安全，一旦确诊，就应及时终止妊娠，对此没有半点犹豫之余地。当然，终止妊娠的方法应根据患者孕产次数、胎盘剥离的严重程度、胎儿宫内的状况以及宫颈成熟度和宫颈口大小等情况而定。如果患者一般情况好，属于轻型胎盘早剥，以显性出血为主，宫颈已成熟，宫口开大，估计在短时间内能够娩出胎儿，可以先行破膜，让羊水流出，缩减子宫容积，经阴道试产。试产中，一定要密切注意患者的血压、脉搏、宫底高度、宫颈情况及胎心变化等情况，如有条件可用胎心监护仪进行持续监护，以便及早发现胎儿的异常情况。

对重型胎盘早剥，估计孕妇不能在短时间内结束分娩者，或者尽管轻型胎盘早剥，但有胎儿窘迫，急需抢救胎儿；重型胎盘早剥，虽然胎儿已经死亡，但孕妇病情十分严重，不能在较短时间内结束分娩者，或经阴道试产，破膜后没有进展者，均应及时进行剖宫产手术。在手术中，胎儿胎盘被取出后，应及时给予滴注或宫体局部注射宫缩剂，并辅以按摩子宫，促进宫缩，减少出血。如果以上方法效果不佳，宫缩仍不好，出血难以控制，为防止更严重的并发症出现，应在输血的同时切除子宫。

产后出血不能大意

魏女士，26岁，家住农村，因为多次人工流产损伤了子宫内膜，这次分娩时胎盘粘连在子宫壁上，发生了大出血，于是被送到医院。当产妇被送进产房时，医生发现产妇面色苍白，浑身冷汗，四肢冰凉，表情淡漠，已处于严重的休克状态，血压很低。医生马上对产妇进行输血处理和相应的治疗，一周后魏女士出院了。

一年之后，魏女士在门诊看病。因为她产后一直没有奶，也不来月经。本以为是因为产后大出血身体虚而没有奶，可为什么月经也不再来了呢？老乡说产后半年不来月经是正常的，她也就信以为真了。可半年过后非但月经没来，人也变得苍白消瘦，非常怕冷；更不堪忍受的是头发大把大把地脱落，连阴毛都所剩无几，外阴干涩，性欲减退，好像一个进入老年期的妇女，还经常出现头昏、心慌、晕倒的情况。她去内科看过病，大夫说她有低血糖，知道她有产后大出血的病史后，建议她再到妇科检查一下。医生为她做了妇科检查，发现她的外阴、阴道及子宫均已萎缩，于是又给她做了一套生殖激素的检测，结果脑垂体的两种促性腺激素值都很低，证明了她脑垂体功能减退。诊断结果为席汉氏综合征——这是由于产后大出血休克造成的脑垂体前叶组织缺血坏死，致使脑垂体功能减退所引起的一系列综合征。魏女士十分痛苦，后悔当初生孩子没有到有条件的大医院来，才会使自己不到30岁就变成了60岁的"老年妇女"。从那以后，魏女士每天都要服药，以改善席汉氏综合征引起的各种症状。

产后出血是指产后24小时内出血量超过500毫升，常因子宫收缩乏力、产道裂伤、胎盘滞留、胎盘粘连、胎盘植入和胎盘或（和）胎膜残留、凝血功能障碍等引起。但只要处理及时，就不会对产妇的身体有太大的影响。但如果出血较多，又不能及时输血，就会出现魏女士那样悲惨的结局，甚至造成产妇的死亡，所以说产后出血不能大意。

上环后出血应早治

中学教师刘老师生了一个女儿，出院后3个月她就来找我了："我又怀孕了，你快给我做了吧，然后上个环。"我给她做了人工流产，又上了一个环。临走时她说了："但愿我别再来找你看病。"好在之后一年没有见到她的人影。

可是有一天我在中药房门口又看见了她，她说是因为贫血在看中医吃中药。我问她是不是上环后月经量过多，她说比原来多了两倍，而且月经前后都有几天少量出血，月经期也比从前要延长3天。时间一久，经常头晕、心慌、两腿发软，到内科检查说是贫血，血色素才8克，她认为吃中药补血好，就改看了中医。我说你为什么不来找我，发生这种情况就应该把环取了，因为你吃多少补药也没用，血色素刚上来，一次月经又失血过多，补不胜补啊！她却说怕到妇产科去，更怕取了环再怀孕还要刮宫受罪，就这么流点补点吧。我说这可不行，这远不是流点补点那么简单的问题，贫血会使人体各个脏器都处在缺氧状态，时间久了，各脏器的功能都会受损，会直接影响人的生命质量，甚至寿命。而且出血时间长，加上贫血，很容易引起生殖道的感染，甚至发生败血症。她一听可吓坏了，"看来还得找你看病"。我为她取了环，指导她采用其他方法避孕，又吃了几天补血的中药及西药，再见到她时，她变了一个样，小黄脸变红了，人也精神了，更漂亮了。但是，她那一副又齐又白，令人羡慕的牙齿却因为贫血而出现了许多坏损。

这个例子说明，上环后出血应早治，如果月经量明显增多，导致贫血，就应该取环，否则就会像刘老师一样吃尽苦头。

人流术后出血须找原因

清宫不全会引起出血。

供应室护士小沈的姐姐做完人流手术已经10天了，可是还有阴道出血，近似月经量，这两天还有肚子痛，问我是什么原因，应该用什么药。我说："最好请你姐姐到医院来检查一下，因为人流后出血的原因很多，但主要是清宫不全引起的。"

第二天，小沈带姐姐来医院做了B超检查，结果发现小沈姐姐的子宫腔内有一个不规则的强光团，确属吸宫不全造成的胚胎组织残留，我立即为她做了清宫手术，刮出一小块坏死的绒毛组织，经病理检查证实为胚胎组织残留。术后出血马上就停止了，吃了几天消炎药，腹痛也消失了。小沈一颗悬着的心这才放下了。

人工流产术后，正常情况下阴道出血应该是3～5天，也有人手术后一点儿血都没有，那是因为子宫收缩得好。术后出血量不应该超过正常的月经量。如果出血超过10天，或出血量超过正常的月经量，就属异常出血了。

这时，必须找原因，不能不重视，也不能乱吃止血的药。一定要到医院去看病检查，明确原因后对症用药，否则就会延误病情，造成不堪设想的后果。人流术后出血的原因很多，首先应该考虑是不是有清宫不全，也就是人流时胚胎组织没有吸干净，还有一部分绒毛或蜕膜组织残留在子宫内影响子宫收缩而引起出血不止。这种情况，有时可以通过服用增加子宫收缩的药物使残留的组织自行排出，出血也就会停止。但如果残留的组织较多，不能及时地被排出，就有可能引起大出血，甚至造成失血性休克。还可能因为出血时间较长而引起生殖道的感染，这时就会出现腹痛、发热等症状。另外，如果有子宫肌瘤或者手术后没有很好地休息等因素使子宫收缩不良也可引起术后出血时间延长，只要加强子宫收缩，出血就会减少。

还有一种原因可以引起人流术后出血，就是凝血功能障碍，如血小板减少性紫癜、肝硬化、血友病等，需要有针对性的治疗才有效。除去以上原因外，还有一种更严重的情况可以导致清宫术后出血，那就是滋养细胞疾病，如葡萄胎、绒毛膜上皮癌等。这种情况可以经过再次刮宫，通过子宫肌层内或子宫外转移灶病理检查和血HCG检查，结合B超、X线胸片、CT和核磁共振检查来确诊。一旦确诊就必须通过化疗来解决问题。所以说，人流术后出血的原因很多，一定要检查过患者后才能确诊，不同的病因止血的方法是不同的。

绝经后出血更应重视

袁奶奶，67岁，生有一儿一女，绝经已15年了，患有高血压、冠心病及糖尿病，身体挺胖，体重有70公斤。20多天前不知道是什么原因，阴道少量出血4~5天，近几天，白带增多，并自觉乏力。女儿听人说，绝经后阴道出血大多是癌症，就赶紧请假带母亲到医院来看病。

医生给袁奶奶做了妇科检查，大小阴唇无明显萎缩，阴道内有少量残留血迹，宫颈轻度萎缩，子宫稍大稍软，双侧附件没有包块，B超检查子宫内膜厚约1.5厘米，怀疑是子宫内膜癌，做了分段诊断性刮宫和病理检查，结果证实为子宫内膜癌，临床分期为Ⅰ期。

子宫内膜发生的癌被称为子宫内膜癌，又称子宫体癌。绝大多数的子宫内膜癌为腺癌，是老年女性中较常见的疾病。80%以上的病例发生在50岁以上的女性中，40岁以下的女性较少见。近年来，子宫内膜癌的发病率有上升的趋势。

有关子宫内膜癌的确切发病原因尚不明，但可能与下列因素有关。

（1）肥胖、绝经延迟、心血管疾病等是高危因素

子宫内膜癌易发生在未育、生育少或家族中有癌症的女性中。多数患者肥胖，常伴绝经延迟、高血压、糖尿病及其他心血管疾病，因此认为上述因素是子宫内膜癌的高危因素，称为子宫内膜癌综合征。

（2）与雌激素有关

子宫内膜癌的发生与雌激素的长期刺激而无孕酮拮抗有关。

①**内源性的雌激素**：主要来自性腺即卵巢分泌的雌激素。子宫内膜癌常与无排卵型功血、多囊卵巢综合征、功能性卵巢瘤等合并存在，患者的

子宫内膜长期受雌激素刺激而无孕酮拮抗，子宫内膜长期受少量或过多雌激素的刺激可能导致子宫内膜癌的发生。另一种内源性的雌激素是来自肾上腺分泌的雄烯二酮，经芳香化而产生雌酮，体内雌酮的增加容易导致子宫内膜癌。

②外源性的雌激素：是指补充疗法使用的雌激素。更年期女性如果滥用雌激素，其发生子宫内膜癌的风险会明显升高。

（3）与子宫内膜增生有关

子宫内膜增生分为单纯型、复合型与不典型增生。单纯型增生发展为子宫内膜癌的概率为1%～3%；复杂型增生为3%～4%；而不典型增生发展为子宫内膜癌的概率约为23%。

子宫内膜癌多发生于子宫底部的内膜，以子宫两角附近为多见，其次为子宫后壁。

子宫内膜癌发展缓慢，有时1～2年内病变仍可局限于子宫腔内，其转移途径有直接蔓延、淋巴转移和血行转移三种。

手术—病理分期（FIGO分期，2009）

I期：仅累及子宫。

　　Ia：无或＜1/2肌层浸润。

　　Ib：≥1/2肌层浸润。

II期：累及宫颈间质，未超出子宫。

III期：局部播散。

　　IIIa：累及子宫浆膜和（或）附件。

　　IIIb：累及阴道和（或）宫旁。

　　IIIc：盆腔/腹主动脉旁淋巴结阳性。

$IIIc_1$：盆腔淋巴结阳性。

$IIIc_2$：腹主动脉旁淋巴结阳性。

IV期：膀胱和（或）直肠和（或）远处转移。

IVa：累及膀胱或直肠黏膜。

IVb：远处转移，包括腹腔内转移和（或）腹股沟淋巴结转移。

子宫内膜癌应与更年期功血、老年性阴道炎、子宫黏膜下肌瘤或内膜息肉、原发性输卵管癌、子宫颈管癌等相鉴别。

子宫内膜癌的治疗原则应根据子宫的大小、肌层是否被浸润、颈管是否被累及、癌细胞的分化程度及患者全身健康情况而定。一般采用手术、放疗或药物治疗，单用或综合应用。

①**手术治疗**：是首选的治疗方法，尤其对于早期病例。

②**放射治疗**：虽然腺癌对放射线不敏感，但对老年或有严重内科并发症不能耐受手术者、III、IV期病例不宜手术者均可考虑放射治疗，有一定疗效。放射治疗包括腔内及体外照射。

③**激素治疗**：对晚期癌、癌复发患者，不能手术切除的病例或年轻的早期患者要求保留生育功能者，均可考虑孕激素治疗。

④**抗雌激素药物治疗**：他莫昔芬是一种非甾体类的抗雌激素药物，并有微弱的雌激素作用，现已用于治疗子宫内膜癌，其适应证与孕激素治疗相同。

袁奶奶患有很多内科并发症，于是在全身麻醉的同时进行心电监护，医生为其做了全子宫切除及双侧附件切除术，清扫了腹膜后淋巴结，术后病理子宫内膜高分化腺癌，分期为Ib。手术进行得非常顺利，术后恢复较快，伤口愈合很好。

袁奶奶67岁了，病理报告病变有深肌层浸润，术后接受了阴道近距离放疗，她对治疗感到很满意，最后顺利出院。

炎症也会出血

人说久病成医，这句话不假。许多人由于生病时间久了，一方面多次向医生咨询，另一方面自己买一些医学书来看，或者通过网络信息，特别是与自己所患的疾病有关的知识，确实能掌握不少。但与在医学院学习8年，学习了几十门专业课程，又专门从事临床工作多年的医生相比，患者的知识毕竟有限，特别是对一些特殊病情的分析，还是应该听医生的。

赵大夫遇到过这样一个患者，她曾经患过急性盆腔炎，因为没能彻底治疗而迁延为慢性盆腔炎，经常下腹痛、腰痛，人也易疲乏，有时低热，间断打针、吃药，一直不能痊愈。去年还因为炎症而致输卵管通而不畅患了宫外孕，做了手术。这次月经又不正常了，持续了十几天，时多时少，还有下腹坠痛，她根据自己的"经验"，自我诊断又患了宫外孕。

走进诊室她第一句话就说："大夫，我又得宫外孕了，这次您能不能给我保守治疗，别再动手术了？我还没有孩子呢。"赵大夫奇怪地问："你在哪个医院作出的诊断？"她说："久病成医，我有慢性盆腔炎，又得过宫外孕，不规则出血加腹痛，不是宫外孕是什么？"赵大夫说："你可别过早下结论，按你说的情况，是有宫外孕的可能，但也不排除炎症引起的不规则出血。要经过妇科检查和必要的辅助检查才能作出正确的诊断。宫外孕和炎症的治疗是完全不一样的。明确诊断才是第一步要做的事。"她吃惊地问："炎症也会出血？我怎么不知道。"

经过检查，她子宫压痛明显，附件增厚也有压痛；B超提示子宫内膜粗糙，回声不均，宫旁有不规则光团且回声不均匀，边界模糊；尿妊免阴性，血HCG正常；血常规化验白细胞17000，中性粒细胞90%，均支持炎症的诊断。赵大夫告诉她："你是因为慢性盆腔炎亚急性发作所致盆腔充血，影响卵巢和子宫而引起不规则出血。不是宫外孕，用不着害怕手术了。但这次抗感染治疗一定要彻底，否则就不能保证你今后不再得宫外孕。"

这个患者后来经过系统有效的抗感染治疗，盆腔的炎症基本消除了，月经也正常了。

不容忽视的全身性疾病引起的出血

记得还是在做实习医生的时候，我在内科血液病病房负责过一位血小板减少性紫癜的女患者，她的病例给我的印象很深。她是一位40岁的中年妇女，因为近几个月月经过多，导致贫血而到医院就诊。据她自己形容，来月经时就像打开了水龙头一样，血流不止，仅半天时间人就流得站不住了。打止血针、刮宫止血都无济于事，血压下降，人已休克，最后还是输血解决了问题。这样反复闹了两个月，每次大夫都给家属下病危通知书，可是妇科大夫却排除了子宫肌瘤、不全流产、功能性子宫出血、子宫内膜病变等所有可能引起月经过多的妇科疾病。因此，怀疑她有凝血功能障碍。果然，经过血的化验检查，发现她患有血小板减少性紫癜。这是一种由于血小板减少而引起凝血功能障碍的疾病。患有这种病的人，身体上没有创伤都会出现大片的皮下瘀斑，如果发生身体的创伤，那就会流血不止。女性的月经——每月一次的子宫内膜剥脱出血，自然会因为血小板减少而不止。止血药、刮宫也替代不了血小板的凝血功能，输血之所以管用，是因为输进的血液中含有正常数量的血小板。这样的患者，必须积极治疗原发病——血小板减少性紫癜，否则，月经过多是无法纠正的。

类似这种全身性疾病引起的月经过多或不规则阴道出血的情况很多，例如甲状腺机能亢进的患者，由于内分泌的异常，影响到月经，可以出现月经过多或不规则阴道出血；肝病、血友病的患者，体内凝血因子缺乏，也会引起月经过多，出血不止。所以，阴道出血异常时，不能只想到妇科的疾病，而忽略了对全身性疾病的考虑。往往月经出血异常还是某些全身性疾病的首发症状，只有全面地去考虑，才能够尽早地作出正确的诊断。

▶ 妇科常见症状：腰腹痛

各种各样的腰腹痛

早上刚一开诊，我接待的第一个患者是一位30多岁的女性。她一脸痛苦的表情，弯着腰，用手捂着肚子，嘴里"哎哟，哎哟"地呻吟着。不用问就知道是因为肚子痛来看病的。她说肚子痛了好几天，自己吃了点消炎药也不管用，昨天夜里越痛越厉害，还发热，体温达39℃。看了内科急诊，查了血和尿，内科大夫说不是胃肠炎，也不是胰腺炎、胆囊炎。又请了外科会诊，拍了腹部X线平片，外科大夫说："白细胞高有炎症是肯定的，但又不像阑尾炎和肠梗阻，你还是再到妇产科去看看吧。"唉！女人就是问题多，连肚子痛都得多看一个科。我看了内科、外科的病历后，开始问她肚子怎么痛，让她形容一下，她却说："反正就是痛，我也说不上是怎么个痛法，满肚子都痛。"

以腰腹痛为主要症状来妇产科就诊的患者很多，但大多数患者对自己的腰腹痛形容不出来。这是可以理解的，因为人的内脏由病引起的疼痛，主要是病变波及腹膜，刺激了内脏神经所引起的。而内脏神经产生的痛觉与体表神经产生的痛觉不一样，病变的部位、范围、性质不同，产生的疼痛感觉也不同。何况还有个体差异存在，每个人对疼痛的感觉也不尽相同。但内脏器官病变引起的疼痛可以分为绞痛、钝痛、坠痛和胀痛几大类，而盆腔病变引起腰痛时多为酸痛的感觉。子宫、输卵管或输尿管、肠管等空腔器官痉挛收缩时可表现为绞痛；持续性钝痛多为炎症或为腹腔内出血及腹腔内积液所致；慢性炎症常常表现为隐痛；子宫收缩，特别是宫腔内有积液（积血）不能排出时，常导致下腹坠痛；肠管积气或有腹水时，则有胀痛的感觉。内脏器官病变引起的疼痛还可以放射到其他的部位，如胆囊炎引起的疼痛可放射到肩胛部；宫颈、子宫的病变引起的疼痛常放射至腰骶部；而附件的炎症，疼痛往往放射至同一侧的腹股沟及大腿内侧；腹腔内出血时，可感觉肋下或肛门周围坠痛。

但是，值得一提的是，由于卵巢表面没有腹膜覆盖，所以卵巢的肿瘤往往长到很大，甚至卵巢的恶性肿瘤也不会引起腹痛（除非是晚期）。只有当卵巢肿瘤发生蒂扭转，造成肿瘤缺血、坏死时才会引起腹痛，或是卵巢恶性肿瘤引起腹水和转移时才会出现的临床症状。这可能正是卵巢癌的患者一般发现时多已到晚期的原因。另外，内脏器官病变引起的腹痛还常伴随某些症状，如卵巢囊肿蒂扭转可伴有恶心、呕吐；盆腔炎常伴有畏寒、发热；腹腔内出血常伴有休克；盆腔肿瘤破裂时常伴有肛门坠胀等。大夫在看病时要问清患者腹痛发生的时间、诱因、部位、性质、放射部位及伴随症状等，再配合妇科检查和B超、血、尿化验等辅助检查，才能作出正确的诊断。因此，患者的主诉很重要，如果你对症状叙述不清，就有可能增加大夫诊断的难度，甚至误导大夫作出错误的诊断。

面对一个对自己腹痛情况叙述不清的患者，我耐心地询问她："你是几天前开始肚子痛的？""5天前，那时我月经刚刚干净。""开始是不是断断续续有点隐痛？""是，先是左边小肚子痛，连着大腿根都痛，后来整个小肚子都痛，昨天夜里满肚子都痛，还发热。""昨天肚子痛厉害以后是不是持续性的钝痛，而不是一阵一阵的绞痛。""太对了，您怎么比我还清楚，是不是您也痛过？"我被她逗乐了："当大夫的还得把所有的病都得过不成？那可就没人当大夫了。"她也笑了。

经过内诊检查，我发现患者白带为脓性，子宫体有明显的压痛，结合她白细胞增高、发热等情况，诊断她为急性盆腔炎。治疗主要是抗感染，炎症控制了，腹痛自然就消失了。但是消炎必须彻底，否则就会迁延为慢性。最后我还叮嘱那位患者，应该学会向大夫叙述自己的症状。

原发痛经引起的腹痛

兰兰，13岁，几个月以前开始来月经。这本是女孩子进入青春期后的自然生理变化，不会对生活和学习有严重影响，但是兰兰每次月经来潮前先会出现剧烈的痉挛性腹痛，有时还出现头晕、呕吐，几次在课堂上发作被老师和同学送回家去。可是第二天，月经血流得多了，兰兰反而没事了，又背着书包去上学了。妈妈说要带她到医院看看，检查一下是不是有什么病，她却说："我可不去妇产科看病，让同学知道了多难为情。"

可是兰兰今天又犯病了，肚子痛得直不起腰来，恶心、呕吐、面色苍白、浑身冷汗，可把妈妈吓坏了，大星期天的带她来看急诊。医师先给兰兰测了一下血压，心、肺检查都没有异常，腹部平坦、柔软，中下腹部压痛明显，做了一个盆腔B超检查，也没有异常情况。结合她每次在月经前发作的病史，医师诊断兰兰是"原发性痛经"。兰兰的妈妈非常着急，问兰兰的痛经会不会越来越厉害？会不会影响孩子将来的生育能力？

原发性痛经是因为月经前子宫内膜产生较多的前列腺素（PG）引起

子宫肌肉的痉挛性收缩而出现腹痛及呕吐、头晕、血压低、面色苍白、冷汗等一系列症状，并且内膜中PG越高，痛经也越严重。随着月经的来潮，这些症状都会缓解。这也就是中医所讲的"通则不痛，不通则痛"的道理。这种原发性痛经是一种功能性疾病，常在十余岁的女孩有排卵性月经后开始发作，约有半数14岁左右的女孩月经来时感觉疼痛，随着年龄的增长，症状会逐渐减轻。

原发性痛经的治疗原则是对症治疗。可以在发病时用热水袋热敷下腹部，加强盆腔的血液循环，同时服用一般的止痛剂，如芬必得、去痛片、扶他林等就有效。症状重者可以加服镇静剂和解痉药物。前列腺素拮抗剂可以减少前列腺素使子宫肌肉收缩过强和痉挛的作用而减轻疼痛，如消炎痛、乙酰水杨酸（阿司匹林）等。也可以应用激素抑制排卵来缓解疼痛。在月经前7～10天，应用口服避孕药也可以减轻症状。

中药治疗主要以温经散寒、活血止痛为主。

子宫腺肌病引起的痛经

张女士，36岁，就诊时弯着腰，面色苍白，大汗淋漓，由家人搀扶进诊室，询问她的情况，说从6月份至今每次月经期开始就感到左腹部疼痛难忍，刚开始以为是吃冰激凌受凉了，自己服用止痛药后症状减轻，结果近3个月来月经来潮时腹痛不减，而且每次疼痛的程度都比前次加重。曾生育一个男孩，做过两次人工流产，平时月经周期规律。我告诉她，这种情况可能是子宫腺肌病引起的疼痛，随即让她查盆腔B超，B超提示：子宫增大，肌壁间回声不均。结果证明了我的诊断。

子宫腺肌病常好发于已婚女性，尤其是多次流产和生育过的女性，真正的致病机制并不清楚，剖宫产疤痕及子宫刮搔术也可能造成子宫腺肌病。这是异位的子宫内膜组织出现在子宫肌层造成的。有些在子宫肌层的异位内膜组织甚至会有增殖、分泌、蜕膜化等类似月经周期的变化，有30%～50%的子宫腺肌病与子宫肌瘤及子宫内膜异位症会共同存在。

西药治疗：口服避孕药；对于年轻，有生育要求者和近绝经期患者，可予以促性腺激素释放激素激动剂（GnRHa）、达那唑或孕三烯酮等治疗；对于无生育要求者和近绝经期患者，可以在宫腔内放置曼月乐环进行治疗或手术治疗。

中药以活血化瘀、行气止痛为主。

排卵痛不可怕

袁女士，35岁，当初丈夫在外拈花惹草，使她染上了淋病。她和丈夫分手后，一个人带着儿子生活，虽然劳累些，心情倒也舒畅。可是最近几个月总有几天感觉到下腹痛，痛得也不厉害，酸酸的，有时是左边，有时是右边，带着大腿根部都有一种酸痛的感觉，而且肛门也有坠痛感，明显时都有点儿坐不住板凳。她有点儿紧张了，是不是淋病没有完全治好，发展到盆腔炎了？还是淋病的后遗症？想到医院去看看，但是等她安排好时间的时候，肚子又不痛了。这是什么奇怪的病，自己就会好转？可是过了一个月左右，又开始了同样的腹痛。

她在朋友的介绍下来找我看病。我先给她做了妇科检查，发现她的外阴、阴道以及子宫颈都很正常，白带的量和性状也都正常。内诊子宫的大小、质地、活动都很好，只是双侧附件稍有增厚，并有轻度的压痛。再仔细问她每次发生腹痛的时间，都是在月经的中期。我告诉她："你这是排卵痛。每到月经中期，卵巢中的一个卵泡发育成熟时，就会破裂，排出卵子，同时流出一些卵泡液。一般情况下，卵巢排卵是没有什么感觉的。但如果附件有炎症或粘连，排卵不畅，可以引起排卵期下腹轻微的酸痛。也可由于卵泡液的刺激引起下腹酸痛，并可放射至大腿根部。因为人体腹腔内的最低点是子宫和直肠之间的腹膜反折间隙，卵泡液流入这个间隙，刺激腹膜后就会有肛门坠痛感。而且如果卵巢有过炎症，排卵时有可能引起少量出血，也可以出现排卵期的腹痛。因为左右两个卵巢可能交替排卵，所以有时左侧下腹痛，有时又右侧下腹痛。这种排卵痛并不可怕，随着盆腔炎症的好转，疼痛逐渐就会消失。"袁女士听后才稍稍放心。

卵巢囊肿蒂扭转引起的腹痛

洗衣房的刘师傅体检发现有一卵巢囊肿，正在准备到医院就诊手术。一天早上起床后，去厕所解小便，方便完后站起来时，突然出现左下腹剧烈的绞痛，痛得她直不起腰来，而且疼痛越来越厉害，大汗淋漓、面色苍白，她痛苦的呻吟声唤来了家人，将她用急救车送到医院。看到她弯腰屈膝的强迫体位，了解了她腹痛发作的经过后，大家不约而同地想到了一种病——卵巢肿瘤蒂扭转。经过内诊检查，医生在刘师傅的左下腹摸到一个有儿头大小的肿物，半囊半实性，呈不规则形，肿物活动度较大，有蒂，蒂部压痛明显。医师向刘师傅和家属交代：她右侧卵巢有一个肿瘤，已经有儿头大小了，因为肿瘤部分是囊性，部分是实性，各部分重量不均，加之卵巢肿瘤多有蒂，即卵巢的血管、神经与子宫阔韧带的连接组织，所以当患者体位改变，腹腔内出现空间的变化及腹压的变化时，肿瘤就可以发生较大的移位和转动而造成蒂扭转，蒂部的扭转使得其中的血管被挤压而使肿瘤的血液供应突然减少或完全阻断，故而产生缺血引起腹痛。此时必须手术治疗，以免肿瘤坏死、破裂。医生急诊为她做了手术，切除了卵巢的肿瘤。刘师傅最后痊愈出院。

黄体破裂引起的腹痛

小陈是我们医院内科的一个护士，有一天值夜班，突然出现左下腹撕裂样的疼痛，刚开始没想那么多，因为腹痛在左边，考虑那里没什么大的脏器，以为休息一下就好了，但很快就出现了心慌、头晕的症状。她感觉不好，赶快找到值班医师，医师考虑她是不是妇科的问题，马上给妇科打电话。大夫一看，小陈是未婚，本人无性生活历史，应该排除异位妊娠的可能，因为年龄不大，平时月经周期规律，离下次月经还有一周，考虑可能是黄体破裂，立即做B超检查，见左侧附件呈低回声区，肛诊宫颈区有轻度举痛，小陈生命体征一直平稳，无阴道出血，最后给予保守治疗，通过卧床休息、止血，抗炎治疗后，小陈完全康复了。

要知道什么是黄体破裂，首先要了解什么是黄体。一名正常的育龄期女性平均每个月排一次卵，卵子位于卵巢内，卵子排出后，由血液凝成血块填补在原来卵子的位置上，这就是血体。血体中含有一种充满黄色颗粒物质的颗粒细胞，它不断增大，使血体的外观变为黄色，即为黄体。黄体是有寿命的，在卵子排出后7~8天，黄体的发育达到最高峰，如果卵子未受精，在排卵后9~10天，黄体开始萎缩。黄体衰退后，月经来潮，新的月经周期再次开始。

在黄体的发育过程中，可能恰巧破坏了卵巢表面的小血管，于是黄体内部出血，导致内压增加，引起破裂，常见于受到外力挤压如性生活后出现。黄体破裂多发生在月经周期的最后一周，即下次月经来潮前一周内。由于破裂口在腹腔内，血液流入腹腔，可引起一系列症状。最突出的症状是腹痛，开始多为一侧下腹部疼痛，之后如果受破坏的血管较小，出血量少，出血可以自止，腹痛可渐渐减轻，过一段时间后疼痛会消失。

如果被破坏的血管较大，出血量多，无法自愈，则会出现头晕、乏力、心悸甚至休克症状，还可伴有恶心呕吐、肛门坠胀感，此时，需要手术治疗。目前常用腹腔镜手术，将黄体囊肿剔除，破裂的血管结扎或电凝止血，以挽救生命。

先兆流产引起的腹痛

李小姐刚怀孕两个多月，因为这几天总是感觉下腹两侧隐痛而来看病。她害怕自己是要流产，要求医生给她保胎。我询问了她的病史，她是第一次怀孕，孕早期有轻度的恶心反应，有些挑食、乏力，但没有阴道出血，一直坚持上班，只是最近几天感觉下腹的两侧、腹股沟部位隐痛，是一种持续性的酸痛感，而不是下腹正中的阵发性坠痛。我随即让她做盆腔B超检查，但是B超显示早孕活胎，可见明显胎心搏动，宫腔内没有出血征兆，我给她解释，这是因为怀孕以后子宫增大，使得子宫的几对韧带也被牵拉、伸展而引起的疼痛，是一种正常的现象，疼痛很轻，一般都在孕早期出现，也不会引起流产，只要注意休息，避免过度劳累，过一段时间就会好转。但是如果阴道有出血，伴随有腹部阵发性坠痛就应考虑先兆流产，应根据胚胎的成活情况决定是否保胎治疗。

妊娠中期并发阑尾炎

石女士，34岁，患有子宫肌瘤，结婚好几年不孕，这次怀孕前曾有过怀孕3个月发生流产的病史。这次怀孕以后，胎儿在长，子宫在长，肌瘤也在长，由于她体形偏瘦，所以从右侧腹壁就可以摸出约鸽蛋大小的肌瘤。石女士一家别提有多紧张了，就怕再次流产。越怕越有事，石女士妊娠4个月时突然夜间出现了肚子痛，越痛越厉害，是持续性的疼痛，右下腹痛明显，还伴有恶心、呕吐、发热，末梢血白细胞升高为$17×10^9$/L。外科大夫和妇产科大夫一起进行了会诊。石女士右侧腹部压痛明显，反跳痛，肌紧张，最后诊断为妊娠合并阑尾炎。如果不马上手术可能会造成阑尾穿孔而引起流产。不过妊娠4个月以后，胎盘的功能已完善，只要手术操作轻柔，适当地用药抑制子宫的收缩，胎儿还是有希望保住的。在连续硬膜外麻醉下，我们给石女士做了阑尾切除术，手术很顺利，给予抗炎治疗一周后石女士痊愈出院，5个月后生下一个健康的女婴。

妊娠高血压综合征并发胎盘早剥

车女士妊娠7个月时出现了高血压，不久尿里又出现了蛋白（＋＋），被收住院治疗。医生确诊她患的是妊娠高血压综合征，是一种怀孕期间特有的疾病，以高血压、蛋白尿和浮肿为主要表现，严重时可以发生子痫，即抽搐、意识丧失、呼吸暂停等，还可以出现胎盘早剥、弥漫性血管内出血、颅内出血等严重的并发症。这种病的根本原因是全身小血管的痉挛。车女士经过解痉、降压、扩容等治疗后，病情仍没有得到控制，却突然又出现了腹痛、持续性的腹痛及腰部酸痛，但没有阴道出血。大夫检查发现她腹部硬如板状，肚脐上方有压痛，子宫底明显升高，胎心音已经听不清楚。发病仅半小时，车女士已是面色苍白、浑身冷汗、血压下降，出现了休克。大夫确诊她是由于重度妊高征而并发了胎盘早剥，发生了子宫内胎盘后血肿，引起内出血性休克。医生立即组织了抢救，急诊为其做了剖宫产手术。术中发现她的胎盘有4/5已从子宫壁上剥离，剥离的胎盘后血肿积血达800毫升，宫腔内还有许多血液，胎儿因缺血缺氧已经死亡。幸而车女士发病是在医院里，因诊断、抢救及时，才没有因为血液渗透子宫肌层使子宫不能收缩（子宫胎盘卒中）而切除子宫，为她保留了生育的机会。

妊娠期的腹痛可以由多种原因引起，而且发生在不同妊娠时期的腹痛都有常见的不同原因。早期妊娠腹痛，可能是先兆流产，或是子宫韧带的牵拉痛；中期妊娠出现腹痛，有可能是先兆晚期流产，也可能是合并阑尾炎、卵巢囊肿蒂扭转、子宫肌瘤变性等；晚期妊娠出现腹痛，有可能是先兆早产、胎盘早剥，也可能是阑尾炎或羊膜炎。总之，妊娠期出现腹痛，一定要及时就医，寻找原因，否则就会影响到母子双方的安全。

产后腹痛不可大意

产妇严女士，因为持续性枕后位难产而用产钳助产分娩。产后两天她一直感觉下腹部疼痛，问同病房的产妇，都说产后两三天也有腹部疼痛，大夫说那是子宫收缩引起的，是正常的现象，所以严女士也就没往心里去，大夫查房时她也没有特别说明。可是产后第三天她开始发热，体温达38℃，下腹痛不再是一阵一阵的了，而成为持续性的，原来下降了的子宫底又升高了，恶露也多了起来，呈果酱样，还有一股腥臭味。当大夫按压她的子宫体时，她痛得叫了起来，再看看侧切伤口，又红又肿，从针眼里往外冒脓，马上把缝线拆除，侧切伤口已完全裂开，流出许多脓性的坏死组织。大夫考虑她是产褥感染，有子宫内膜炎和侧切伤口感染，立即加大抗生素用量，并改为静脉给药。虽然高热慢慢退了，但是腹痛仍未缓解。5天以后，大夫要给她换两种药继续抗感染治疗，她说什么也不愿再输液了，要求大夫给她打针就行了。可是没过两天，严女士又开始发热，并且出现了胸闷、憋气、咳嗽的症状，胸部X线片诊断她有肺炎。大夫说她是因为子宫内膜炎没能很好地控制而使产褥感染扩散发展为栓塞性静脉炎，感染性栓子通过血循环栓塞在肺部而引起肺炎，还会发展为肺脓疡，个别的还可以有肺梗死。如果感染得不到控制，还会因脓毒血症引起全身的严重感染，很容易造成产妇感染中毒性休克而死亡。严女士害怕了，同意让大夫静脉输液治疗，这才使病情很快得到了控制。

产后1～2天产妇会因子宫的收缩而感觉到下腹痛，同时可以在下腹部摸到一个儿头大小的"硬包"，那就是在复旧过程中的子宫体。这是一种正常的产褥期生理现象，但这种宫缩痛是阵发的，疼痛轻微可以忍受。而产褥感染则多在产后3～7天发病，先有产道局部的感染，如外阴、阴道、宫颈发炎。这时体温不太高，以局部症状为主，但如果出现了下腹痛伴发热，就说明已经有子宫内膜炎了。如感染深入肌层则形成子宫肌炎，腹痛就会加重，恶露也会增多。由于产妇的体质虚弱，感染很容易扩散，主要是沿血循环的途径扩散，可以形成盆腔结缔组织炎、腹膜炎、栓塞性静脉炎。脓毒血症可以引起全身的感染；盆腔静脉炎累及股静脉时，可以出现下肢肿胀变粗、皮肤发白、疼痛明显，称为"股白肿"。盆腔结缔组织炎可致子宫周围以至全部盆腔内均呈一片浸润增厚的改变，形成所谓"冰冻骨盆"，造成继发不孕。可见产后的腹痛不可大意，应及早治疗，否则后半生要经历更多的痛苦。

为什么上环后也会腹痛

　　小许上了宫内节育环。可上环之后她总感觉下腹部坠痛不适，听女友们说刚上环会不适应，过几天就好了，她也就没到医院去检查。过了几天果然肚子不痛了，朋友们说的真灵验了。可是到了该来月经的时候小许可着急了，人家都说上环后月经会提前来，月经量还特别多，我怎么到期还不来呢？丈夫安慰她说："别着急，晚点来更好，反正有保险环，你不用害怕。"可是又过了10天，小许出现了恶心反应，凭着她几次怀孕的经验，她知道自己又怀孕了。到医院一检查，果然尿酶免试验阳性，再一做B超，发现子宫内的环不翼而飞了，这到底是怎么回事？大夫问她上环后有什么反应，她说："开始几天有点儿肚子痛，一阵一阵的，别人说是不适应，过几天就好了，可我真的过了几天就不痛了。"大夫笑笑说："那是因为上环后引起子宫收缩，你生过孩子，又做过几次人工流产，子宫颈口很松弛，几天的宫缩把环给挤掉了，所以肚子也就不痛了。可是你没有发觉，也没有采取别的避孕措施才又怀孕了。"小许这才恍然大悟，可为时已晚，只好再受一次痛苦了。大夫说下次月经后她还可以再上环，这回给她上一个T型环，这种环不容易脱落，避孕效果好，还带有一个尼龙尾丝，取环的时候很方便，也不痛苦。不过要记住，上环后的第一个月最好不要同房，一是因为上环后子宫内膜会有轻微的损伤，容易引起感染；二是由于上环后子宫内膜产生的避孕反应还未形成，很容易戴环怀孕，所以，请做丈夫的体贴理解一下，为了妻子的身体健康，为了今后更幸福的生活，做一次小小的牺牲。小许和丈夫都愉快地接受了。

▶ 妇科常见症状：白带异常

上环后白带为什么增多

宫内节育器俗称避孕环，是我国育龄女性使用率最高的一种避孕工具。它简便、安全、有效，一次放入能避孕多年，不影响性生活，取出后能迅速恢复生育能力。然而，由于个体差异、卫生习惯等原因，有的育龄女性放置避孕环后可能会出现白带增多的现象。

大多数育龄女性放置宫内节育器后，白带没有异常现象，但也有少数人白带明显增加。张彬生过1个孩子，孩子4岁了，1年前又做了1次人工流产。为了避免再次怀孕，5个月前经与爱人商量，戴上了避孕环。可是2个月后，她感觉白带增多。开始时，她没太在意，后来越来越多，才引起了她的警惕。她害怕自己得了什么病，立即到医院去就诊，听了医生的一席话，她心中的一团迷雾才烟消云散。

医生详细询问了张彬的情况后，又对其进行了妇科检查，做了白带的常规化验，确认没有内、外生殖器官的疾病后，对她说："你的白带增加，与上环有关。这一方面是受宫内节育器尾丝的刺激，子宫颈的上皮分泌液增加了；另一方面，宫内节育器本身是一种异物，可以引起子宫内膜的无菌性炎症，使子宫内膜腺体分泌增加，造成白带增多。一般来说，白带增多不必治疗，也不会影响性生活。不过，如果出现脓性白带，则常常是由于细菌感染所造成的，应及时治疗。治疗期间要避免房事。若不及时治疗，避孕环的尾丝有可能成为炎症向宫腔上行扩散的导火线。因此，放置带有尾丝宫内节育器的育龄女性，更应保持阴道及外阴部清洁，尤其在性生活前后。与此同时，也要督促丈夫在性生活前清洗外生殖器。"

这番话使张彬心中的一块石头落了地。从此以后，她和丈夫非常注意卫生和清洗下身。随着时间的推移，张彬逐渐适应了避孕环，白带的量逐渐恢复到上环以前。在以后的日子里，再也没有出现过白带增多的现象。

白带与性生活有什么关系

白带分生理性和病理性两种，应加以区别。

生理性白带主要由子宫颈管分泌液和阴道壁渗出液以及子宫内膜和外阴部的分泌物组成。

子宫颈管所产生的白带，是由黏膜的上皮细胞所分泌的，黏而且亮，犹如鸡蛋清。白带在月经中期接近排卵时分泌增多，使外阴部有湿润和滑腻的感觉，持续2~3天，有利于精子穿透和储存，这一阶段最容易受孕。若能够避开这一时期，在出现"高峰黏液"4天后性交，则可以避孕，称为黏液避孕法，但不十分可靠，避孕应配合其他方法同时使用。

由阴道产生的白带，是由阴道周围的血管丛渗出而成，呈水样，通常在激起性欲后10~30秒内产生。首先在阴道腔内有汗珠状渗液，之后迅速增多并相互融合，随性兴奋高潮而到达顶峰。每次性生活可排出10毫升左右，这种渗出液有利于外阴和阴道的润滑，也有利于阴茎在阴道内的抽动。虽说女士们的性兴奋比较含蓄，不像男士们在性兴奋时阴茎勃起那样无法掩盖，但是，仍然能够通过外阴部的突然润泽、白带分泌的骤然增多而被察觉。所以，男方要待女方阴道润滑后才能性交，使夫妻性生活在协调、和谐的气氛中进行。

绝经后的女性，虽然白带会随月经的闭止而消失，但是若能够适当保持性生活，则阴道周围的血管丛会因经常充血而不致萎缩，在激起性欲后还能产生一定量的液体，来润滑外阴和阴道，减少干涩不适感。如果不适当进行性生活或年龄过大，虽然仍可以出现性兴奋，但分泌物不多，外阴和阴道则十分干涩，很难有和谐的性生活。另有一些女性，在哺乳期，由于体内雌激素暂时减少，阴道周围的血管丛变薄，也可以出现类似上述的现象。遇到这种情况，在性生活时可人为地添加润滑剂，以防止阴道因干涩而疼痛，或阴道柔韧性下降而导致撕裂出血。

绝经后白带增多伴性交痛怎么办

女性在进入绝经期后，由于体内性激素水平下降，通常阴道内分泌物减少，润滑度降低。倘若绝经后白带反而增多，黏稠，没有臭味，颜色淡黄，或带有血丝，则往往是老年性阴道炎所致。检查可见大、小阴唇萎缩，阴道口黏膜苍白，有充血斑点，阴道黏膜萎缩，使阴道变得狭窄、短小。此时，若有性交，往往可引起局部疼痛，如性交动作过猛，还可导致因阴道壁撕裂而出血。

李大妈50岁了，已绝经3年，绝经后白带逐渐减少，可近一个月来又突然增多，还伴有外阴瘙痒。性生活的时候，局部疼痛十分明显。李大妈的老伴52岁，身体健康硬朗，精力充沛。每隔6~7天就想过一次性生活。

李大妈因为疼痛总是回避或者拒绝，使得两人发生了矛盾。

第二天，李大妈如约到医院妇科看病。医生在给李大妈检查的过程中发现，李大妈的阴道口黏膜苍白、有充血点，阴道黏膜有些萎缩，子宫和卵巢稍有点萎缩。化验白带没有发现滴虫和霉菌等病原体。

医生告诉李大妈，这是得了老年性阴道炎。李大妈说："我每天都洗下身，怎么还会有炎症呢？"医生笑了笑说："这种病主要是卵巢功能衰退、体内雌激素水平下降引起的。雌激素是保持女性性特征的主要激素，它能使阴唇、阴道以及子宫发育，保持乳房丰满，并可使阴道产生自净作用。当雌激素水平下降时，性器官即发生萎缩，阴道的黏膜上皮也变得薄而无弹性，在性生活时易造成疼痛、撕裂和出血，阴道内环境的改变，也容易招致细菌感染而发炎。"

"既然是这样，那就没治了吧？回去我得告诉老伴，我是病了，而不是……"没等李大妈说完，医生接着说："这种病，不但能治，而且治疗起来也比较简单，以局部应用雌激素类药物为主。通常应用妇宝净栓，其成分为氯喹那多和普罗雌烯，每晚1次，塞入阴道，连续6天为1个疗程，可连续使用3个月。也可应用更宝芬，其成分为普罗雌烯，每晚1次，塞入阴道，连续10天为1个疗程，可连续使用2～3个月。也可以倍美力软膏或欧维婷外用。在外用药之前可用1：5000高锰酸钾溶液坐浴，或用食用醋清洗阴道亦可。一般用药后可明显缓解症状，用药期不宜延长。治疗期间最好暂时停止性生活。恢复性生活后，亦应注意性交动作要轻柔，必要时局部采用润滑剂，以防阴道损伤。双方还应注意性器官的清洁卫生。"

李大妈听了医生的一番话后心里踏实了许多。她到药房取了药。回到家里，对老伴讲了看病经过，老伴非常愧疚，向李大妈道了歉。

之后，李大妈每晚按时用药，1周后，症状果然消失了，又巩固治疗了两个疗程，到医院找医生复查，阴道口的黏膜不再苍白，充血点也无影无踪了。晚上过性生活时舒服了许多，李大妈的老伴十分满意，更加关心、体贴她了。

得了外阴阴道念珠菌病后白带有什么改变

小邓，25岁，平时非常注意卫生，经常用外阴清洁剂洗局部，有时每天清洗2～3次，但是前几天突然外阴瘙痒难忍，坐立不安，并且白带增多，呈豆腐渣样，她立即去医院看妇科。医生看到她的小阴唇内侧以及阴道黏膜附着白色膜状物，擦净后见黏膜充血、水肿，甚至有小的糜烂面。医生检查了白带后，告诉她是患了外阴阴道念珠菌病。

小邓问医生："我平时非常注意卫生，怎么可能得外阴阴道念珠菌病呢？"医生告诉她：在正常情况下，阴道里存在不少细菌等微生物。当阴道内糖原增多，酸度增加时，最适于念珠菌繁殖而引起炎症，主要表现为白带增多，呈豆腐渣样。在白带的刺激下，外阴部奇痒。这种病多见于孕妇、糖尿病患者或接受大量雌激素治疗和长期应用抗生素的患者，还有就是像小邓这样过度清洗外阴的，也会造成阴道菌群失调，同时还多见于有不洁性生活，用公用坐便器、盆浴，使用不洁卫生巾等患者。

想要治疗外阴阴道念珠菌病，平时内裤应煮沸5～10分钟，或者经太阳暴晒，平时卫生巾应勤换，外阴清洁时用清水即可，避免长期使用化学制剂。治疗方法多种多样，但是一定要按疗程，足量用药，一般建议在医师的指导下用药，可以用大扶康口服，克霉唑阴道栓、达克宁栓塞阴用。对性伴侣应进行常规治疗，有症状的男性应进行检查，对症治疗。

患有滴虫性阴道炎白带会变色

小红平时身体特棒，很少得病。夏天到了，为了消暑解热，她经常去游泳。这下遇到了麻烦，人倒是清凉舒服了，可外阴却瘙痒起来，白带也增多了，还变了颜色，呈黄色泡沫样，味道可难闻了，她赶紧到医院去看病。

医生听了病史后，给她做了妇科检查，发现她的阴道黏膜有散在的红色斑点，后穹隆有多量黄绿色泡沫状白带，有腥臭味。医生从她的阴道里取了一点白带放到一个玻璃片上，滴上一滴盐水，放到显微镜下一看，竟然有许多小虫子在活动，这是阴道毛滴虫。医生告诉小红她得了滴虫性阴道炎。小红好奇心挺强，也趴在显微镜上看了起来。她看到这些小虫子像一滴刚要落下的水珠，一头圆，一头尖，尖头上还有4根毛。那毛来回摆动，滴虫也向前游动。

"这滴虫怎么会爬到我的阴道里去呢？"小红不解地问医生。医生告诉她："滴虫性阴道炎主要是通过性交传播，还有就是通过公共浴池、浴盆、浴巾、游泳池、厕所、衣物、器械及敷料等途径间接传播。你很可能就是通过游泳而传染上的。滴虫的生存能力很强，既耐寒又耐热，在一般水里及肥皂水里都能存活，在15℃～42℃下繁殖力最强。人的体温是36℃左右，一旦染上滴虫，可不容易去根呢。"

医生安慰小红，告诉她不要着急，说有许多治疗方法呢。她说："适宜滴虫生长的阴道酸碱度（pH值）是5.1～5.4，滴虫在阴道酸碱度5以下或7.5以上的环境中则不生长。所以治疗起来，首先可用醋洗外阴，现在临床上还有许多洗剂，用1%的乳酸、0.5%的醋酸或1∶5000的高锰酸钾溶液冲洗外阴、阴道，都可以提高疗效。还可以用甲硝唑栓500毫克，1天1次，塞入阴道，10天为1个疗程。还有全身用药，可使用甲硝唑、替硝唑片。已婚女性，可夫妇同服，疗效很好。"

医生还嘱咐小红，治疗期间要禁止性生活，以免夫妻间相互传染。为了避免重复感染，内裤以及洗涤用的毛巾，应煮沸5～10分钟，以消灭病原体。治疗后检查滴虫为阴性时，仍应于下次月经后继续治疗一个疗程，以巩固疗效。因为月经前后，隐藏在腺体及阴道皱襞中的滴虫常常得以繁殖。若月经后复查白带，3次检查均为阴性，方可称为治愈。

小红回到家里，按照医嘱，和她爱人同时服用替硝唑。她本人每晚清洗外阴，阴道内使用灭滴灵（甲硝唑）栓。1个疗程下来白带大大减少，复查白带滴虫为阴性，最终痊愈了。

怎么会有牛奶样白带

方芳平日里活泼开朗，善于交际。可近日她却心事重重，坐立不安。原来她发现最近自己的白带特别多，均匀似牛奶，而且有鱼腥味，1天洗2次下身也无济于事，她只好到医院做了妇科检查。医生排除了其他疾病，最后诊断为细菌性阴道病。

细菌性阴道病是由细菌引起的，并且是一组细菌共同作用的结果，其中包括加特纳菌、动弯杆菌及其他厌氧菌。健康女性的阴道内存在许多菌群，乳酸杆菌占统治地位，它可以产生过氧化氢杀死厌氧菌。而当人体的免疫力低下，内分泌功能紊乱，月经前后、感冒或性关系紊乱和性生活过度时，阴道内环境发生变化，厌氧菌大量繁殖，抑制了乳酸杆菌的生长，使加德纳菌和厌氧菌在阴道内占主导地位，产生细菌性阴道病。厌氧菌大量生长可以产生胺类物质，发出令大家厌恶的臭鱼烂虾味。

细菌性阴道病可以通过性接触传播，在不洁性交的人群中，发病率高，但也可以通过水、毛巾、衣服等传播。月经初潮的处女也会得这种病。方芳在得病前，经常洗盆浴、泡澡，用公共毛巾。因此，她得细菌性阴道病也就不足为奇了。

细菌性阴道病患者最大的烦恼是阴道分泌物增多，白色均匀似牛奶，腥臭味，一般没有外阴瘙痒。阴道壁及外阴的炎症不明显，丈夫的生殖器也会散发同样的鱼腥味。因为男性的精液中含有碱性的前列腺液，进入阴道内与分泌物接触后，可以释放出胺类物质，使臭味加重。

细菌性阴道病与子宫切除术后、剖宫产术后及流产后的状态关系密切，与产妇、新生儿的感染有关，并且会增加早产及胎膜早破的风险。

诊断细菌性阴道病的标准有如下4条：

①均匀一致的白色牛奶样白带。

②阴道分泌物的酸碱度大于4.5。

③胺臭味试验阳性，即白带涂在玻璃片上加10%的氢氧化钾1～2滴出现鱼腥味。

④白带镜检见线索细胞（成百上亿个加德纳菌或某些厌氧菌附着在阴道脱落的表层细胞上）。

上述4条中任何3条阳性即可确诊。

对细菌性阴道病的治疗，建议在医师的指导下用药，常用方法有：口服甲硝唑或者替硝唑片，外用克林霉素软膏涂抹阴道，或双唑泰栓塞阴道，每晚1次，共7天。

方芳通过口服如上药物及外用灭滴灵后就痊愈了。

宫颈炎的白带有何特点

宫颈管或它的外口周围感染后引起发炎称为宫颈炎。宫颈炎有急性和慢性两种。

急性宫颈炎主要见于感染性流产、产褥期感染、宫颈损伤或阴道异物并发感染。常见的病原体为葡萄球菌、链球菌、肠球菌等。发炎时，阴道流出大量脓样的液体，子宫颈又红又肿，一触即痛，并有腹胀、体温上升等症状。

慢性宫颈炎一般都是急性感染的继续，由急性宫颈炎转变而来。因子宫颈腺体分枝多，并且宫颈管内膜皱襞多，感染不易被彻底消除，从而形成慢性炎症，多见于分娩、流产或手术损伤宫颈后，也有的患者无急性宫颈炎症状，直接发生慢性宫颈炎。慢性宫颈炎的病原体主要为葡萄球菌、链球菌、大肠杆菌及厌氧菌。慢性发炎时，白带增多，有的颜色淡黄像豆浆，有的呈乳白色黏液状，有的色黄像脓液，还有的呈血性或性交后出血。如果炎症扩散到盆腔，会引起下腹坠胀、腰骶部疼痛及痛经等症状。

慢性宫颈炎的几种主要表现。

①宫颈柱状上皮细胞外翻：这是由于炎症存在，宫颈鳞状上皮细胞的营养受到障碍而脱落，脱落面被宫颈柱状上皮覆盖所致。一般所见之糜烂面实际上是菲薄的柱状上皮，故呈红色。常表现为宫颈表面发红、粗糙，没有光泽。按糜烂面积大小可分为轻、中、重三度。按深浅程度可分为单纯型、颗粒型、乳突型三种。其中乳突型最重。另一种情况多见于幼女或未婚女性，有时宫颈呈红色，细颗粒状，形似糜烂，但事实上并无明显炎症，是宫颈管柱状上皮外移所致，不属病理性宫颈糜烂。

②宫颈息肉：由于慢性炎症的长期刺激，可使宫颈黏膜增生子宫有排

除异物的倾向，使增生的黏膜逐渐自基底部向宫颈外口突出而形成息肉。一般所见，一个或多个不等。直径一般在1厘米以下，色红，质软而脆，易出血，蒂细长。

③**宫颈肥大**：由于慢性炎症的长期刺激，子宫颈组织充血、水肿、腺体和间质增生，还可能由于在腺体的深部有黏液潴留形成囊肿，使宫颈呈不同程度的肥大，但表面多光滑，有时可见到潴留囊肿突起。

④**宫颈腺体囊肿**：又称纳博特囊肿。在宫颈糜烂愈合的过程中，新生的鳞状上皮覆盖子宫颈腺管口或伸入腺管，将腺管堵塞。腺管周围的结缔组织增生或瘢痕形成压迫腺管，使腺管变窄甚至阻塞，腺体分泌物引流受阻，潴留形成囊肿。表面可见多个青白色小囊泡，内含无色黏液。

因早期宫颈癌与宫颈糜烂从外观检查不易识别，故在宫颈糜烂治疗前应先做宫颈刮片检查，排除早期癌。对血性白带或接触性出血者尤应警惕，必要时做宫颈活体组织检查，以免将早期癌诊断为炎症而延误治疗。

慢性宫颈炎可以随诊，如症状明显，以局部治疗为主，可采用物理治疗、药物治疗等。

①**物理疗法**：其原理是以各种物理方法将宫颈单层柱状上皮破坏，使病灶凝固坏死，结痂脱落，为新生复层鳞状上皮覆盖。它包括电熨、冷冻、激光、微波等方法，一般只需治疗一次即可痊愈。一般在月经干净后3～7天施术。术后会出现大量阴道黄水，应保持外阴清洁，在创面尚未完全愈合期间（4～8周）应避免盆浴、性交和阴道冲洗。

②**药物治疗**：适用于面较小和炎症浸润较浅的病例，过去局部涂硝酸银或铬酸腐蚀，现已少用。中药有许多验方、配方，临床应用较多，有一定疗效。以杀菌、消炎、活血、化腐生肌为主。西药主要是杀菌、消炎、促进上皮新生，适用于轻度。如爱宝疗阴道栓剂，每天或隔日阴道放置栓

剂1枚，6次为1个疗程，一般连续使用1个月。复方莪术油栓每晚1粒放阴道深部，10天为1个疗程。放药前洗净外阴，1个疗程后到医院检查1次。

如何预防慢性宫颈炎呢？首先应预防急性感染。

①医务人员接生或做阴道手术，要严格执行无菌操作，并对术后护理做好指导。

②注意经期卫生、流产期及产褥期卫生。

③注意性生活卫生，预防阴道炎。

④注意锻炼身体，适当注意营养卫生，保障身心健康。

因慢性宫颈炎是由急性感染转变而来，故在宫颈炎的急性期加以控制，彻底治疗，是预防慢性宫颈炎的关键。

外阴炎也会影响白带吗

代女士从深圳出差回来，丈夫非常高兴，不仅亲自从飞机场将妻子接回了家，还特意做了一桌丰盛的晚餐，为妻子接风。代女士非常感动，对丈夫也情意绵绵，温柔万分。

久别胜似新婚，这天晚上他们早早就上了床，那个缠绵劲儿就别提了。可是当丈夫要做爱时，代女士感到外阴既痒又痛，不自觉地躲闪。丈夫忙问是怎么回事。代女士说，这些天不知道为什么，外阴瘙痒，而且肿痛，白带增多。丈夫发现妻子的外阴有许多抓痕，他开始怀疑妻子是否有不轨行为。代女士对于丈夫的不信任感到万分委屈。这些天，她一直感到下身不舒服，可又无可奈何。由于单位是她一个人出差，工作繁忙，没有时间到医院去看病，只好忍着。为了给自己正名，第二天，她邀请丈夫陪她去看病。

医生给代女士做了检查，发现代女士的大小阴唇沟的表皮增厚，粗糙，呈灰白色，还有2~3个小裂口。其他内外生殖器都无异常，白带检查也未发现滴虫和霉菌。肖大夫确定代女士是得了外阴炎。

阴道分泌物增多，外阴皮肤不洁，月经血，某些化学药品，化纤制品，尿瘘患者的尿液或糖尿病患者的尿液等种种刺激，都易引起外阴炎。

代女士是太爱干净，可又不懂医学常识。她认为住处的盆谁都用，很脏，所以每晚都用很浓的高锰酸钾水泡盆，洗干净盆之后，再用相当浓的高锰酸钾水坐浴。结果，2~3天后外阴就既痒又痛又肿，还有黄色分泌物，量很多，发生了外阴炎。

外阴炎治疗起来比较简单，应积极寻找病因包括检查阴道分泌物及尿糖，以消除刺激的来源。局部可用1∶5000的高锰酸钾溶液坐浴，每日2次，若有破溃可涂抗生素软膏，或用中药熏洗外阴部，每日1~2次。

代女士的丈夫知道自己妻子得病的原因后非常不安，他为自己无端猜疑妻子而感到惭愧，忙向妻子道歉。代女士明白了患病的原因，非常高兴，也就原谅了丈夫。

回到家里，代女士按照医生的嘱咐，认真治疗，不到一个月就痊愈了。

阴道异物会影响白带吗

莹莹5岁了，聪明、伶俐、可爱。每天从幼儿园回到家中，总是又蹦又跳，叽叽喳喳像只小鸟。可今天不知是怎么了，她闷闷不乐，还总是搔抓阴部，跟妈妈说屁屁痒痒。妈妈急忙脱下她的裤子，查看她的阴部，发现莹莹的外阴有些红，还有黄色分泌物，并有臭味。妈妈感到奇怪，急忙带莹莹到医院去看病。

医生边给莹莹检查，边诱导性地问莹莹："这些天都做什么了，有没有把什么小东西塞到屁屁里面去？"莹莹眨了眨那双黑亮的大眼睛，想了想说："前天跟兰兰一起玩的时候，把一个粉笔头塞进去了。"

就是这个粉笔头在作怪，它在莹莹的阴道里待了两天，致使细菌感染而引起了阴道炎症。因为炎症而使阴道产生分泌物，刺激外阴引起瘙痒。女孩子长大以后，若染上手淫，如往阴道里放东西，也会有同样的情况发生，甚至更严重。

阴道内有异物，取出即可。对于已婚女性，可以打开阴道窥器，直接用镊子取出。但对于莹莹这样的小孩，可就没那么容易了，需要在静脉麻醉下，借助阴道镜取出，然后每天用1：5000的高锰酸钾溶液坐浴及口服一些抗生素。

医生将莹莹收住院，在静脉麻醉下，借助阴道镜取出了粉笔头。然后让其用1：5000的高锰酸钾溶液冲洗外阴5天，口服了一些氨苄青霉素（氨苄西林），莹莹的症状很快就消失了。出院时，莹莹又变成活蹦乱跳的小姑娘了。

急性盆腔炎引起的白带增多

王欣生了个大胖小子，还没满月，就整天不知疲倦地围着儿子转，那种喜悦自不必说。可是这两天她却总感觉乏力、肚子痛、发热，阴道分泌物增多。这天，她只好丢下儿子，在丈夫的陪同下来到医院做检查。

医生听了王欣的病史后，给她测了体温，是38.2℃。妇科检查时发现王欣的子宫颈口有脓性黏液排出，子宫稍大，有压痛。血常规检查，白细胞13200/立方毫米，中性占81%，淋巴占19%。医生诊断为子宫内膜炎。

怎么得的呢？医生仔细询问王欣，方知她患此病的原因。原来，在怀孕期间，为了防止流产及早产，她和爱人约定了一个"君子协定"，不过或少过性生活。结果，在十月怀胎中，只在怀孕四五个月的时候，过了那么有数的几次性生活。可是，待安全生下孩子，王欣的恶露刚刚干净，还未出满月的时候，她的爱人就按捺不住性的饥渴，要求与王欣做爱。那情形就像干柴遇到了烈火，越烧越旺。结果王欣就出了问题。

王欣的爱人不好意思地问医生："王欣的恶露已经干净，怎么还会得炎症呢？"医生笑了笑说："产妇在产后一个月后子宫颈才能完全恢复正常形态，子宫内膜在产后6周方可全部修复。王欣未满一个月时间，此时做爱，细菌很容易通过宫颈进入宫腔。正常情况下，细菌很快地被吞噬作用清除，而当宫腔内细菌的生存环境有改变，如产褥期或流产后，细菌就会大量地繁殖，导致子宫内膜炎。而由细菌引起的女性内生殖器炎症不止子宫内膜炎一种。"

女性内生殖器包括阴道、子宫、输卵管及卵巢。女性内生殖器及其周围的结缔组织、盆腔腹膜发生炎症时，称为盆腔炎。炎症可局限于一个部位，也可几个部位同时发病。按其发病过程，临床表现可分为急性与慢性两种。急性炎症有可能引起弥漫性腹膜炎、败血症以致感染性休克等严重后果。

引起急性盆腔炎的原因一般为。

①**产后或流产后感染**：分娩后产妇体质虚弱，宫颈口未很好地关闭，如分娩造成产道损伤或有胎盘、胎膜残留等，或过性生活，病原体侵入宫腔，容易引起感染；流产过程中流血时间过长，或有组织残留于子宫腔内，或手术无菌操作不严格等都可以引发急性盆腔炎。

②**宫腔内手术操作术后感染**：如放置宫内节育器、刮宫术、输卵管通液术、子宫输卵管造影术、宫腔镜检查等，由于手术消毒不严格或术前适应证选择不当，如生殖道原有慢性炎症，经手术干扰而引起急性发作并扩散。

③**经期卫生不良**：月经期子宫内膜的剥脱面，有扩张的血窦及凝血块，成为细菌的良好滋生环境，如不注意卫生、使用不洁的卫生巾或经期性交等均可使病原体侵入而引起炎症。

④**邻近器官的直接蔓延**：如阑尾炎、腹膜炎等。

⑤**慢性盆腔炎急性发作。**

⑥**感染性传播疾病**：不洁性生活史、早年性交、多个性伴侣、性交过频者可致性传播疾病的病原体入侵，引起盆腔炎症。

引起盆腔炎的病原体为葡萄球菌、链球菌、大肠杆菌、厌氧菌、淋菌、沙眼衣原体、支原体以及疱疹病毒等。

急性盆腔炎包括：急性子宫内膜炎及急性子宫肌炎；急性输卵管炎、输卵管积脓、输卵管卵巢脓肿；急性盆腔结缔组织炎；急性盆腔腹膜炎；败血症及脓毒血症。

急性盆腔炎有下列表现：下腹疼痛、高热、寒战、头痛、食欲不振、恶心、呕吐、腹胀、腹泻等，最主要的是白带增多。

患者呈急性病容，心率快，体温高，下腹有肌紧张、压痛、反跳痛，肠鸣音减弱或消失。盆腔检查时，阴道可能充血，有大量脓性分泌物，穹隆触痛明显，宫颈充血、水肿，疼痛明显。子宫体略大，有压痛，活动度受限。子宫的两侧压痛明显，有时可扪及肿块。但是，当有这些表现时，一定要与急性阑尾炎、异位妊娠、卵巢囊肿蒂扭转或破裂等急腹症相鉴别。

关于治疗，一是要卧床休息，半卧位有利于脓液聚积于子宫直肠陷凹而使炎症局限。二是要加强营养，高热时采用物理降温。三是应用抗生素。根据药物敏感试验选用抗生素。在获得化验结果前，若病情不严重可选用青霉素或甲硝唑治疗；若病情严重则选用广谱抗生素，联合用药效果好，配伍须合理，药物种类要少，毒性小。细菌培养结果出来后，可根据情况予以更换抗生素。四是中药治疗。以清热解毒、活血化瘀为主。五是手术治疗。经药物治疗无效，有脓肿形成，体温持续不降，患者中毒症状加重或肿块增大者；输卵管积脓或输卵管卵巢脓肿者；脓肿破裂者等都应手术。手术范围应根据病变范围、患者年龄、一般情况等条件全面考虑，原则是以切除病灶为主。年轻女性宜采用保守性手术，保留卵巢功能；年龄大，双侧附件受累或附件脓肿屡次发作者行全子宫及双侧附件切除术；对极度衰弱危重患者的手术范围须按具体情况决定。

王欣被收住院，经过卧床休息，加强营养，静脉点滴青霉素960万单位/日和灭滴灵1克/日共1周，后又改服头孢拉定1.5克/日和灭滴灵0.6克/日共5天，其症状很快就消失了。停药后观察3天，王欣就痊愈出院了。

阴道排液是怎么回事

（1）输卵管积水引起的阴道排液

小文近日发现阴道内总有一股一股的液体往外流，内裤潮湿，很难受，怎么洗也不管用。

她想起自己曾经从书上看到，输卵管积水可以引起阴道排液，早期输卵管癌很像输卵管积水，也可以引起阴道排液。小文很害怕，赶快去了医院，检查白带结果正常，既没有发现滴虫，也没有发现霉菌，外阴、阴道及宫颈都没有炎症表现，子宫也是正常大小。可是子宫的右侧有一个包块，这个包块呈扭曲的腊肠状，囊性，活动，与周围组织没有粘连，无压痛。医生初步诊断小文是得了输卵管积水。

输卵管积水的发病机制尚不清楚，有人认为是由慢性输卵管积脓的脓性渗出物被吸收后，残留的液体所形成的，但大多数人则认为是由于毒性较低的细菌上行性感染所致。细菌主要感染输卵管黏膜，当伞部黏膜因炎症粘连闭锁后，积聚在管腔内的漏出液和渗出液逐渐增多而形成输卵管积水。

由于输卵管积水内含的液体的释放可以出现持续性或间歇性的阴道排液，所以被称作外溢性输卵管积水。

输卵管积水多呈扭曲的腊肠或曲颈蒸馏瓶状，但一般与周围器官无粘连或仅有少量稀松的粘连。其管壁外表光滑，壁薄而透明，伞部内翻，伞端开口完全闭塞。管内液体清亮，管腔呈单房或多房型，但以单房型为多见。

在排除其他原因的阴道排液，以及在腹腔镜或剖腹术时见到输卵管积水，便可作出诊断。因为早期输卵管癌很像单侧的输卵管积水，所以必须充分地观察，甚至需切除少量组织做组织学检查。

对本病的治疗取决于患者是否期望保留生育功能以及症状的严重程度。如果症状轻，不影响生育，只需单纯观察；如果患者无生育要求，并且症状严重，宜行全子宫切除、双侧输卵管切除以及可能的双侧卵巢切除术。

小文已经有了一个孩子，但是因为刚刚30岁，很年轻，就给她做了右侧输卵管切除术加左侧输卵管结扎术。手术顺利，术后病理报告是右侧输卵管积水。7天后腹部伤口拆线，愈合良好，小文高兴地出院了。

（2）输卵管癌引起的阴道排液

贾奶奶76岁，绝经已经20多年了。没有采取过避孕措施，只生了一个孩子。前一段时间，贾奶奶感觉阴道有时流水，量多少不一，没有臭味，而且腹部稍感不适，还经常头晕、乏力，吃不下东西。

女儿带贾奶奶到医院检查，医生看到她的阴道内有黄色水样液体流出，内诊检查，子宫萎缩变小，子宫左后方可触及一个约5厘米×4厘米×4厘米大小的不活动包块。医生考虑为卵巢肿物，在做好充分的术前准备之后，择期在全身麻醉下，用心电监护的同时开腹探查。术中发现贾奶奶的左侧输卵管增粗，外形呈腊肠样，与子宫及盆壁粘连，质实兼有囊性感，子宫稍小、质中，右侧附件无异常。随即切除了左侧输卵管送冰冻切片做病理检查，结果确诊为原发性输卵管癌，随后留取腹腔冲洗液，切除了子宫及双侧附件、盆腹腔淋巴结、阑尾以及大网膜组织。石蜡病理组织学检查确诊为原发性输卵管癌，切除组织均未见转移。

原发性输卵管癌是女性生殖器官中最少见的一种癌症，其发病率占妇科恶性肿瘤的0.1%~0.5%。平均发病年龄为52岁，90%以上病例在40岁以后发病。

原发性输卵管癌的确切发病原因尚不明了，鉴于这种患者50%有不育史，70%伴有慢性输卵管炎，因此认为炎症可能是其发病诱因。但输卵管炎发病率很高，而癌变却如此稀少，有人提出输卵管炎可能仅是输卵管癌的伴随病变。

此类患者中2/3病例为单侧性，好发于壶腹部或伞部，外观犹如输卵管积水，管腔中可见乳头状组织及混浊液体。

原发性输卵管癌有直接蔓延、淋巴道转移及血行转移3个途径。

输卵管癌早期多无症状。当病变发展时，可出现阴道排液、腹痛和盆腔肿块，称为输卵管癌"三联征"。典型的"三联征"很少出现，因此凡遇到有间歇性阴道排液症状的女性，应想到有患输卵管癌的可能；尤其当排液症状和腹痛、腹部肿块紧密联系时，即可作出临床诊断。

手术是输卵管癌的最主要治疗手段。手术范围应包括全子宫、双附件、大网膜、阑尾以及盆腔淋巴结切除术。

给贾奶奶做完手术，医生们重做病例讨论时，回想起贾奶奶就诊时主诉有腹部不适及阴道排液病史，而且子宫后方触及包块，实际上是比较典型的输卵管癌"三联征"，但术前仍易误诊为卵巢肿物，主要是此病临床很少见之故。

阴道里怎么会流尿

王川妹是个乡下姑娘。去年，她在家乡生了一个小孩。因为孩子个头比较大，又是接生婆接生的，孩子生得很困难，产后她感觉阴道内总是有液体往外流，旁人还能从她身上闻到尿臊味。家里人催她赶快到医院去看看。可是，因为孩子太小，脱不开身，她就没去。半年过去了，情况越来越糟，她和孩子一样，也需要垫上尿布了。无奈，她来到了乡卫生所。

卫生所的大夫检查了半天，也没发现什么问题，可看到王川妹垫着湿漉漉的尿布，觉得还是不正常，嘱咐她到市里的大医院去就诊。

这一天，王川妹将孩子交给婆婆，在丈夫的陪同下来到市里一家医院看病。

大夫发现王川妹的阴道前壁中段有一个不易被发现的小孔，有尿液经过这个小孔流到阴道。用一个小探针测试，通过小孔可以进入尿道腔。大夫问清了王川妹生孩子的情况后，判定王川妹得的是尿道阴道瘘。

尿道阴道瘘属于尿瘘的一种。按解剖部位，尿瘘还分为膀胱阴道瘘、膀胱尿道阴道瘘、宫颈膀胱阴道瘘及输尿管阴道瘘等。

尿瘘主要病因是难产损伤，其次为手术损伤，极少数为其他损伤或感染所致。

尿瘘的主要表现是漏尿、外阴及臀部皮炎、泌尿系统感染、阴道疤痕狭窄及闭经等。

关于尿瘘的诊断，可根据病史找出尿瘘发生的原因；通过妇科检查，确定尿瘘的存在。对特殊病例要进行一些辅助检查，如亚甲蓝试验、靛胭脂试验、膀胱镜检查、肾显像、静脉肾盂造影等。

尿瘘的治疗以手术为主。如为新鲜清洁瘘孔应立即修补；如因感染，组织坏死，当时不能修补或第一次修补失败者，应在3~6个月后，待局部炎症水肿充分消退以后再行修补；有的瘘孔不太大，两个月自愈者也属可能。手术宜在月经干净后3~5天进行，这样有利于伤口愈合。

手术有经阴道、经腹和经阴道腹部联合途径之分。原则上应根据瘘孔类型和部位选择不同途径。绝大多数膀胱阴道瘘和尿道阴道瘘经阴道手术，输尿管阴道瘘多需经腹手术。

术前要注意控制炎症，如皮炎、尿路感染等；对老年或闭经患者，应给少量雌激素，促进阴道上皮增生变厚，有利于伤口愈合；疤痕严重者，术前给肾上腺皮质激素，透明质酸酶或糜蛋白酶等促进疤痕软化；术前应做尿培养加药物敏感试验，便于术后对抗生素的选择应用，并且术前3~5日用1：5000高锰酸钾溶液坐浴。

后来，王川妹被收住院。在她月经干净的第三天做了手术——经阴道尿道阴道瘘修补术。术后用青霉素预防感染，尿管保留了10天。伤口愈合非常好。

王川妹出院的时候，浑身干净利落，充满了朝气，身上再也闻不到尿臊味了。

外阴色素减退疾病引起的瘙痒

王大妈，50多岁，绝经4年多了。本来阴道干干的，没有什么分泌物。可是近一年来，不知道是怎么搞的，开始白带增多，外阴奇痒难忍，抓破后还伴有局部疼痛。她每天清洗外阴，一直穿棉制内裤，又无糖尿病。到附近社区医院检查了多次，都没有发现滴虫和霉菌，曾用高锰酸钾溶液坐浴，还是不见效。

这一天，王大妈的女儿带王大妈到一家市级医院妇产科求治。经大夫检查发现，王大妈的两侧大小阴唇、阴蒂等处的皮肤变白，呈对称性。病区皮肤有的增厚似皮革，有的变薄，干燥而失去了弹性。阴道口有些挛缩狭窄。大夫告诉王大妈的女儿，王大妈得的是外阴硬化性苔藓。大夫在王大妈左侧大阴唇的一个白色隆起处做了一个活体组织学检查，未发现癌前病变，确定是良性疾病。

外阴硬化性苔藓的病因迄今不明，因而有关其命名意见也不一。1975年，有人将其命名为慢性外阴营养不良，但迄今未发现病变部位有明确的血管神经营养失调，1987年，国际外阴疾病研究学会（ISSVD）建议旧的术语"营养不良"应由一种新的病理学分类"皮肤和黏膜上皮的非瘤样病变"代替。在所有病例中，诊断有赖于疑似部位病变的活检。皮肤黏膜的非瘤样病变如苔藓样硬化，鳞状上皮增生以及其他皮肤病的恶性风险很低，苔藓样硬化伴有增生的患者风险较高。

慢性外阴营养不良可分为增生型营养不良、硬化苔藓型营养不良以及混合型营养不良三种类型。

鳞状上皮细胞增生是以外阴瘙痒为主要症状的外阴疾病，以往称之为增生性营养不良，一般多发生在30~60岁的女性中，主要症状为外阴奇痒难忍，抓破后伴有局部疼痛。病变主要波及大阴唇、阴唇间沟、阴蒂包皮和后联合等处，常呈对称性。病区皮肤增厚似皮革，隆起有皱襞，或有鳞屑、湿疹样改变。外阴颜色多暗红或粉红，夹杂有界线清晰的白色斑块。一般无萎缩或粘连。

外阴苔藓样硬化是一种累及女性肛周会阴部位的慢性炎性皮肤疾病，主要表现为外阴及肛周皮肤萎缩变薄。由于皮肤萎缩为此病特征，既往又称为苔藓样硬化和萎缩。瘙痒和经常出现烧灼样疼痛为最常见症状，但是在一些偶发病例中，亦可能无症状。常见病损部位位于大阴唇、小阴唇、阴蒂包皮、阴唇后联合及肛周，多呈对称性。主要表现为病损区皮肤发痒。早期皮肤发红肿胀，出现粉红、象牙白色或有光泽的多角形小丘疹，中心有角质栓，丘疹融合成片后呈紫癜状，但在其边缘仍可见散在丘疹。进一步发展时皮肤和黏膜变白、变薄、失去弹性，干燥易皲裂，阴蒂萎缩且与包皮粘连，小阴唇缩小变薄，逐渐与大阴唇内侧融合以至完全消失。晚期会阴皮肤菲薄皱缩似卷烟纸，阴道口挛缩狭窄，仅能容指尖以致性交困难，严重者出现排尿困难。此外，尿液浸渍外阴菲薄的皮肤，可造成糜烂和刺痛。但是，阴道往往很少受累。

此病常见于50~60岁老年女性，亦可发生于月经前的年轻女性，表明可能与雌激素缺乏有关。然而，应用口服和局部雌激素治疗并无效果，该疾病与初潮和闭经年龄亦无相关性。

幼女患此病者多在小便或大便后感觉外阴及肛周不适，外阴与肛周区出现锁孔状珠黄色花斑样或白色病损。但一般至青春期时，病变多可自行消失。

硬化苔藓患者由于长期瘙痒和搔抓的结果，可能在原有硬化性苔藓的基础上出现鳞状上皮细胞增生，即以往所称的外阴混合性营养不良。

如经活检病理证实，与患者进行充分解释后，去除局部刺激因素。如注重会阴皮肤护理，避免在会阴部位使用肥皂，避免过热，缩短淋浴/沐浴时间，避免羊毛/尼龙接触皮肤及使用人体润滑剂等。

治疗上主要是局部用药。常用药为复合VitA霜，或10%鱼肝油外用，使用时间较长。治疗时亦可使用局部激素治疗，可使用0.05%丙酸氯氟美松软膏在患处涂抹，一日两次，持续3个月，6个月内最大剂量为30克。因术后复发率高，一般不主张手术切除，除非出现恶性变先兆；如果出现性交困难或排尿困难时，需手术切除。由于存在恶变风险，应定期随诊。近年来研究认为，聚焦超声是治疗外阴上皮内非瘤样病变的有效方法。

大夫嘱咐王大妈，要经常保持外阴皮肤清洁干燥，禁用肥皂或其他刺激性药物擦洗，避免搔抓，少吃辛辣食物，衣着要宽大，穿棉制的透气性好的内裤。

大夫还让王大妈用复合VitA霜涂擦局部，每日3次，共6周，然后使用0.05%丙酸氯氟美松软膏在患处涂抹，一日两次，持续3个月；若精神紧张，瘙痒难耐影响睡眠时可口服舒乐安定。

按照医生的嘱咐，王大妈天天用清水洗外阴，依次涂擦两种药膏。一段时间过后，白带减少，外阴瘙痒明显好转，病变皮肤也变软了。

外阴白斑可选择中药黄柏15克、苦参15克、白藓皮15克、仙灵脾15克煎汤外洗。

阴道发生癌肿时白带有什么变化

　　李女士感到很奇怪，快50岁了，月经却突然多了起来，而且不规则，性交后也有出血。阴道分泌物不仅增多了，还呈水样、肉汁样；有恶臭味，并且尿的次数增多，小便时还有疼痛感，有时还尿中带血。最近谁见了她，都说她瘦了，她自己也感觉到疲乏、无力，亲戚朋友都劝她赶紧到医院去看病。

　　李女士来到医院妇产科，向医生详细叙述了病情，医生仔细地给她做了妇科检查，发现她的阴道前壁上1/3处有一个菜花样的包块，一碰就出血，直径大约3厘米，在病灶表面做了一个刮片进行细胞学检查，没有找到癌细胞。又从包块上取下了一小块做病理组织学检查，确诊为阴道癌，临床分期为Ⅱ期，并且是原发性阴道癌。

　　医生将李女士收住院。因其癌症已扩散，医生给她做了放射治疗。

　　阴道恶性肿瘤较少见，占妇科恶性肿瘤的1%~2%，50~70岁女性的发病率最高。

　　阴道癌有原发性和继发性两种。前者较少见，后者较多见。下面我们主要讲讲原发性阴道癌。

　　①原因：有人认为与HPV病毒感染，慢性局部炎症刺激和损伤，免疫抵制治疗，吸烟，放疗等有关。多发生于阴道上段后壁，可能因后穹隆易积聚分泌物，产生慢性刺激而导致恶变。

　　②生长方式有3种：

　　乳头状或菜花型：最多见，为外生型，癌细胞多分化较好。

　　溃疡状或浸润型：较少见，为内生型，生长迅速，预后最差。

　　扁平状或黏膜型：少见，可以较长时间局限于黏膜层。

③转移方向：多向宫腔方向扩散，还可直接侵犯膀胱、直肠、宫颈旁组织及骨盆壁，经淋巴道转移到闭孔和骶骨淋巴结、直肠旁、腹股沟和髂外淋巴结。

④分期：阴道浸润前癌、原位癌、阴道浸润癌。

Ⅰ期：癌局限于阴道壁。

Ⅱ期：癌累及阴道旁组织，但未达骨盆壁。

Ⅲ期：癌扩散至骨盆壁。

Ⅳ期：癌扩散超出真骨盆或累及膀胱或直肠黏膜。

⑤表现：早期无症状，继之发生阴道出血，阴道分泌物增多，呈水样或血性，甚至肉汁样，有恶臭。晚期有尿频、血尿、膀胱区疼痛、阴道疼痛、肛门坠胀、漏尿、漏粪等表现。

⑥诊断：病灶表面刮片细胞学检查、膀胱镜、直肠镜等都可辅助诊断，但只有通过活体组织检查才能确诊。

⑦治疗：原发性阴道癌是最难治疗和治愈的女性生殖器恶性肿瘤。治疗方法有手术和放射两种。

手术治疗：适于病期较早、没有转移、没有手术禁忌证者。期别晚者手术危险性大，并发症多，疗效差，常包括盆腔脏器去除术以及盆腔和腹股沟淋巴结清扫术。

放射治疗：阴道癌对放射线敏感，适应证较多，是大多数阴道癌病人首选治疗方法，一般采用腔内镭疗与体外照射相结合治疗。

▶ 妇科常见症状：盆腔和外阴包块

子宫肌瘤引发的包块

　　张女士，49岁，两年前月经开始不规律，每次月经总是持续10~20天不等，并且近4个月月经量增多，是以往月经量的1~2倍。检查时发现其子宫增大如孕12周，质地硬，表面不平，无压痛，双侧卵巢及输卵管未发现异常，怀疑为子宫肌瘤。来到医院复查，症状同前，超声波检查提示子宫肌壁间平滑肌瘤。

　　子宫肌瘤是女性最常见的良性肿瘤，由子宫平滑肌组织增生而形成，肿瘤中有少量纤维结缔组织，患者多为中年女性。

　　子宫肌瘤确切的发病因素尚不明确，但临床资料表明，子宫肌瘤好发于生育年龄的女性。生育年龄的女性患了子宫肌瘤，肌瘤可继续生长和发展，绝经后则停止生长，以至萎缩，所以子宫肌瘤的生长和发生与雌激素有关。近年来的研究表明，孕激素在子宫肌瘤的生长中也有一定的作用。

　　按肌瘤的生长部位，子宫肌瘤可分为宫颈肌瘤和宫体部肌瘤，临床患者绝大多数是宫体部肌瘤。

（1）子宫肌瘤的种类

根据肌瘤与子宫肌层的关系，子宫肌瘤又分为肌壁间肌瘤、浆膜下肌瘤和黏膜下肌瘤。

①**肌壁间肌瘤**：为最常见的肌瘤，占总数的60%～70%。肌瘤位于子宫肌层，周围均有子宫肌层包绕。

②**浆膜下肌瘤**：较肌壁间肌瘤少见，占总数的20%～30%。子宫肌瘤向子宫浆膜面生长，突出在子宫表面而形成浆膜下肌瘤，上面由子宫浆膜层覆盖。

③**黏膜下肌瘤**：子宫肌瘤向宫腔突出，导致周围组织脱离肌壁，表面仅由子宫内膜覆盖，占肌瘤总数的10%～15%。

子宫肌瘤常发生的变性有**玻璃样变**、**囊性变**、**红色样变**、**肉瘤样变**和**钙化**，其中肉瘤样变是恶性的。

（2）子宫肌瘤主要临床表现

①**月经改变**：为最常见的症状。肌壁间肌瘤生长较大时可表现为月经周期缩短、经量增多、经期延长等。黏膜下肌瘤则表现为月经过多、经期延长、持续性或不规则阴道出血。

②**压迫症状**：子宫肌瘤压迫膀胱出现尿频、排尿困难和尿潴留；压迫输尿管导致肾盂积水；压迫直肠可致便秘、里急后重等。

③**疼痛**：浆膜下肌瘤蒂扭转时出现急性腹痛，肌瘤红色变性时腹痛剧烈且伴发热。

④**阴道分泌物增多**：常见于较大的肌壁间肌瘤，由于子宫腔增大，腺体分泌增加而导致白带增多。黏膜下肌瘤伴感染时，白带增多，脓性，有时可呈血性。

⑤**不孕症**：20%～30%的肌瘤患者伴有不孕症。

⑥**贫血**：长期月经过多可致继发性贫血。

（3）子宫肌瘤的阴道检查

①**肌壁间肌瘤**：子宫常增大，表面有不规则结节状突起，单个或多个。

②**浆膜下肌瘤**：有时可扪及质硬球状物与子宫有细蒂相连，可活动，容易与卵巢肿物混淆。

③**黏膜下肌瘤**：子宫增大很均匀，有时宫颈口呈扩张状态，在宫颈口内或阴道内能看见脱出的黏膜下肌瘤，呈红色，表面光滑，质实。如果合并感染，表面可见溃疡或渗出液。

（4）子宫肌瘤的治疗

子宫肌瘤的治疗原则应根据患者的年龄、症状、肌瘤大小、数目、部位、是否要求保留生育功能等来决定。

①**随访观察**：肌瘤小、无症状，通常不需要治疗，每3～6个月随访1次。发现肌瘤增大或症状明显时，应考虑进一步治疗。

②**激素治疗**：年近绝经期、月经量稍多，并伴轻度压迫症状者，可考虑激素治疗，控制症状，等待绝经。

③**手术治疗**：适用于子宫增大如孕2.5个月以上，症状严重导致继发性贫血的患者。手术方式有肌瘤切除术及子宫切除术。

肌瘤切除术适用于年轻，需保留生育功能的患者。

全子宫切除术适用于肌瘤大、多发性、症状明显，药物治疗效果不明显，年龄较大，不需保留生育功能或疑有恶变者。

老张49岁了，月经不规律而且经量增多，子宫增大如孕12周，表面不平。故医生将她收住院后，完成了一系列化验，给她做了全子宫切除术。手术进行得非常顺利，患者术后恢复很快，伤口愈合良好。术后病理结果证实为子宫肌壁间平滑肌瘤。出院时老张紧紧握着医生的手，对医生和护士表示感谢。医生嘱咐她回去好好休息，加强营养，不要忘了6周后来医院进行复查。

输卵管积脓和输卵管卵巢脓肿引发的包块

王女士两天前感觉右下腹疼痛，活动时加剧，大腿屈曲卧位时减轻。这天上班后不久又感觉恶心及呕吐，不停打寒战，而且白带增多，呈脓性。正要到医院去看病，单位通知去体检。王女士急忙第一个到达医院进行了检查。

医生给王女士测了体温是38.3℃，检查下腹有压痛、反跳痛及腹肌紧张，右侧比较重。盆腔检查显示后穹隆饱满，触痛明显；宫口有脓液，宫颈有剧痛及摇摆痛明显。子宫正常大小，有压痛。右侧附件区似有一个4厘米×4厘米×5厘米大小的囊性包块，边界不清，活动度差，压痛明显。后穹隆穿刺抽出少量淡黄色液体。血常规化验，白细胞21×109/升，中性89%。超声波检查提示盆腔少量积液，左附件可疑囊性包块。

王女士既往有慢性盆腔炎的病史，这次被医生诊断为右侧输卵管积脓和输卵管卵巢脓肿。

输卵管积脓和输卵管卵巢脓肿一般是在慢性输卵管炎的基础上发生急性感染导致的。输卵管第一次发生炎症或炎症反复加重都会堵塞输卵管伞端，在输卵管与卵巢、肠管或网膜之间形成粘连。如果慢性感染持续存在，病变的输卵管内膜渗出液可导致输卵管积水，慢性感染不时地反复加重使输卵管由积水变为积脓或输卵管卵巢脓肿，若不进行治疗，有5%～10%的患者将出现慢性输卵管脓肿破裂或脓液漏出。

任何年龄的女性都可发生输卵管卵巢脓肿，但以20～40岁的女性为多，绝经后发生率则低于2%，这些患者过去常有急性输卵管炎的病史。

输卵管积脓和输卵管卵巢脓肿的诊断依据是典型的症状、体征及化验室检查，但需要与阑尾炎、异位妊娠、感染性流产、卵巢囊肿扭转、破裂以及卵巢异位囊肿破裂合并感染等相区别。阑尾炎一般有比较明显的胃肠道症状，而触诊子宫和附件正常。异位妊娠通常有腹痛伴停经和阴道流血的病史，很少发热，血β-HCG为阳性，后穹隆穿刺抽出陈旧性不凝血。感染性流产时常有子宫增大并有压痛，卵巢囊肿扭转一般伴有卵巢囊肿病史，查体会发现囊肿蒂部局限压痛，偶有高热或白细胞增多，破裂后出现腹膜刺激。卵巢异位囊肿破裂既往有痛经、巧囊病史，往往月经期或其前后出现下腹痛，后穹隆穿刺可抽出巧克力样陈旧血。

在治疗输卵管积脓和输卵管卵巢脓肿前，应先确诊并排除脓肿破裂。

如果输卵管卵巢脓肿或输卵管积脓没有破裂，可以先进行保守治疗，包括卧床休息、端坐体位、纠正水、电解质紊乱，服用镇静剂和抗生素，如果有条件，可在B超引导下进行穿刺引流。

如果药物治疗失败，脓肿破裂或出现脓毒性休克应立即手术。手术原则是必须切除所有的病变组织。年轻且需要生育的患者，可保留一侧或双侧卵巢，年岁大且不再需要生育或脓肿已破裂，可进行全子宫切除和双侧输卵管卵巢切除术。

王女士已42岁，有一子，因可疑脓肿破裂，医生为她做了手术。术中发现其右侧输卵管增粗4厘米×3厘米×2.5厘米，表面有一个5毫米大的破口，有脓液覆盖，子宫直肠陷凹有少量脓性液体，子宫、左附件及右侧卵巢正常。随即行全子宫切除加右侧输卵管切除术。手术过程顺利，术后抗感染治疗7天，观察各方面没有异常，3天后王女士出院了。

卵巢冠囊肿引发的包块

小孙前年怀孕时，超声波检查发现其左侧附件囊肿约5厘米×4.5厘米×4厘米。分娩后多次复查，囊肿依然存在。这次普查发现囊肿有所增大，约6厘米×6厘米×7厘米，表面光滑，囊性活动，没有压痛。平时小孙没有腹痛、月经异常、尿急、尿频等症状。但她因害怕囊肿恶性病变而要求住院手术。

术中发现其左侧附件囊肿是卵巢冠囊肿，输卵管在囊肿上延伸而卵巢向下移位。囊肿壁薄，囊腔内充满透明液体。随即进行了卵巢冠囊肿剥除术，术后病理证实此诊断正确。

卵巢系膜内的中肾管残迹可以形成潴留性囊肿。阔韧带内的卵巢冠囊肿可见于任何年龄的女性。由于形成缓慢而且很小，一般不引起症状，但是囊肿增大并压迫邻近器官时就会产生症状。

术前诊断卵巢冠囊肿比较困难，常被误认为是卵巢囊肿或肿瘤。一般只有通过剖腹探查或腹腔镜检查才能明确诊断，在排除卵巢肿瘤以后进行卵巢冠囊肿剥除术。

小孙做完手术，去除了心病，愉快地回到了工作岗位。

子宫内膜异位症引发的包块

小李，25岁，15岁月经初潮。初潮的最初5年内月经既规律，又没有不适。可是后来不知道为什么添了痛经的毛病，每次月经来潮的最初两天，肚子痛得让她直冒汗，一定要吃止疼药才行，而且痛经越来越重，有时伴腰骶部、阴道及会阴部疼痛，还有性交痛。结婚两年了，未避孕却一直也没有怀孕。小李曾多次到医院看病，被诊断为子宫内膜异位症，吃了不少药，病情也没有明显好转。

最近单位组织体检，小李做了妇科检查，检查发现她的阴道后穹隆有3个紫蓝色触痛结节，子宫骶骨韧带增粗，子宫后倾固定，子宫右侧还摸到一个囊性包块，粘连不活动，轻度压痛，这个包块有5厘米×5厘米×4厘米大小。医生认为她的病情加重，建议手术治疗。

子宫内膜异位症，顾名思义，是指子宫内膜在子宫腔以外的部位出现、生长、浸润或反复出血，或引发疼痛、不育及结节包块等。通俗点说就是，子宫内膜去了不该去的地方。异位的子宫内膜可以出现在身体的很多部位，但绝大多数都出现于盆腔内的卵巢、盆腔腹膜、子宫骶骨韧带、阴道直肠隔，其中尤以卵巢最为常见，约有80%的子宫内膜异位症会侵犯卵巢，其他还有宫颈、阴道、外阴、肠道、泌尿道、肺以及瘢痕内异症（腹壁切口及会阴切口），患者多为25～45岁的女性。

子宫内膜异位症是良性病变，但有向远处转移和种植的能力。对于其发病原因尚未完全明了。目前有下列几种观点。

①**子宫内膜种植学说**：即月经期脱落的子宫内膜碎屑随经血逆流，经输卵管进入腹腔，种植在卵巢表面或盆腔其他部位，并在该处继续生长蔓延，因而形成盆腔内膜异位症。剖宫产后形成的腹壁疤痕子宫内膜异位

症，是此种学说的有力例证。

②**体腔上皮化生学说**：卵巢生发上皮、盆腔腹膜、直肠阴道隔等，在反复经血回流、慢性炎症刺激或长期而持续的卵巢激素等作用下，被激活而转化为子宫内膜，从而形成子宫内膜异位症。

③**淋巴及静脉播散学说**：在远离盆腔部位的器官，如肺、胸膜等处可以偶尔见到异位的子宫内膜生长，即为子宫内膜通过淋巴或静脉播散的结果。

④**在位内膜决定论**：子宫内膜在宫腔外经过黏附、侵袭等过程得以种植、生长、发生病变，在位内膜的特质起决定作用。

⑤**免疫学说**：决定因素是机体全身及局部免疫状态和功能，激素及细胞因子和酶也起着重要作用。

⑥**内异症有家族聚集性**。外界环境污染〔如二噁英（Dioxin）〕有一定影响。

对于小李为什么会得子宫内膜异位症，临床上还难以明确病因，但及时、有效的治疗很重要。于是，小李住院后做了手术，剔除了右侧卵巢囊肿和盆腔局部病灶。术后采用促性腺激素释放激素类似物治疗6个月。

后来，小李竟然怀孕了，最后生了一个漂亮的女孩。

卵巢黏液性囊腺瘤引发的包块

崔女士，45岁，近两三年体重增加了20斤左右，胖了许多，肚子也像口锅似的变大了，逼得她每天早晨上班之前都要锻炼一番，以免体重继续增加。

单位组织体检，医生发现崔女士不只是胖，右下腹还有个大包块。盆腔检查时在子宫右侧摸到一个如孕3个月大的囊性包块，活动，表面光滑，没有压痛，子宫及左侧附件正常，诊断为右侧卵巢囊肿，建议她去医院手术治疗。

崔女士很快被收住院，完成一切化验之后，做了手术。手术中医生发现，她的右侧卵巢有15厘米×13厘米×9厘米大小的包块，表面灰白色，囊性，多个囊腔，光滑，活动。切除后送病理检查，结果为良性卵巢黏液性囊腺瘤。

卵巢黏液性囊腺瘤为卵巢上皮性肿瘤，是常见肿瘤，占卵巢良性肿瘤的20%。95%的肿瘤为单侧性，表面呈灰白色，体积较大或巨大。切面常为多房，囊腔大小不一。囊肿间隔由结缔组织组成，囊液呈胶冻样，含黏蛋白或糖蛋白。肿瘤表面光滑，囊内很少有乳头生长。囊腔被覆单层高柱状上皮，能产生黏液，恶变率为5%～10%。

卵巢上皮性肿瘤还包括浆液性囊腺瘤、子宫内膜样肿瘤及透明细胞瘤等。它们都有良性、交界性及恶性之分。

良性卵巢肿瘤的治疗原则是一经确诊，立即手术。手术范围应根据患者的年龄、生育要求及对侧卵巢情况来决定。

崔女士已经45岁，生育过，但还没有进入绝经期，因此医生为其做了单纯切除右侧卵巢及输卵管手术。如果是绝经期前后的女性患了此病，应该做全子宫及附件切除术。

崔女士做完手术，体重减轻了一些，腹部脂肪也没原来那么肥厚了。术后恢复很好，腹部伤口拆线后一天就愉快地出院了。

卵巢畸胎瘤引发的包块

小黄，31岁，孩子5岁了。小黄平时身体棒棒的，能吃、能喝、能睡。前几天陪同学到医院看病，顺便做了B超检查，结果发现自己腹部左侧有附件包块。她又去看了妇科，经过盆腔检查医生发现，她的左侧卵巢有约5厘米×5厘米×4.5厘米大小包块，囊实性，能活动，能够推到右侧及上腹部，没有压痛，表面光滑，但形状不太规则，子宫及右侧附件正常，可疑左侧卵巢畸胎瘤。

卵巢畸胎瘤属于卵巢生殖细胞肿瘤，通常由2个或3个胚层组织构成，偶然仅见一个胚层成分。肿瘤组织多数成熟，少数未成熟。质地多为囊性，少数呈实质性。肿瘤的良、恶性及恶性程度取决于组织的分化程度，而不是肿瘤的质地。

成熟畸胎瘤属良性肿瘤，绝大多数为囊性，又被称为成熟囊性畸胎瘤或皮样囊肿，实性者罕见。皮样囊肿为最常见的卵巢肿瘤，占卵巢肿瘤的10%～20%，占生殖细胞肿瘤的85%～97%，占畸胎瘤的95%以上，好发于生育年龄，单侧为多，双侧占12%。通常中等大小，表面光滑，壁薄质韧。切面多为单房，腔内充满油脂和毛发，有时可见牙齿或骨质。

成熟囊性畸胎瘤恶变率为2%～4%。恶变机会随年龄增长而增加，多发生于绝经后女性，预后较差，5年存活率为15%～31%。

未成熟畸胎瘤多发生于青少年，几乎都是单侧性的实性肿瘤，体积较大，表面呈结节状，切面似脑组织，质腐脆。5年存活率为20%，据近年报告，存活率已提高至50%～75%。

生殖细胞肿瘤还包括无性细胞瘤、内胚窦瘤、胚胎癌、绒毛膜癌等，它们都是恶性肿瘤，其中内胚窦瘤恶性程度最高。

完成化验后，医生将小黄收住院，做了腹腔镜手术，探查其右侧卵巢无异常，剥除了左侧卵巢畸胎瘤，保留了左侧卵巢。手术过程顺利，术后恢复良好，病理证实其患左侧卵巢良性囊性畸胎瘤，3天后小黄就痊愈出院了。

卵巢纤维瘤引发的包块

小郭，38岁，最近一段时间总是感觉右下腹隐痛，但并没有当回事。既然单位普查，不用去医院就能看病，她也挺积极地参加了。

医生通过盆腔检查发现，小郭的子宫右侧有一个质地非常硬的包块，约6厘米×6厘米×5厘米大小，表面光滑，活动，没有压痛，子宫及左附件区正常。医生问小郭最近体重有没有改变，饮食怎样，小郭回答一切正常。

小郭被建议到医院做进一步检查。医院的妇产科医生复查盆腔后，让她做了胸片和超声波检查，结果胸片发现胸水，超声波检查发现盆腔积液，原来她患了卵巢纤维瘤。

卵巢纤维瘤是卵巢性索间质肿瘤，在卵巢实性肿瘤中较为常见，占卵巢肿瘤的2%～5%。属良性肿瘤，多见于中年女性。肿瘤多为单侧，中等大小，表面光滑或呈结节状，切面呈灰白色，实质性，极坚硬，由胶原纤维的梭形瘤细胞组成，呈编织状排列。如果纤维瘤伴有腹水或胸水，即为麦格氏综合征，手术切除后胸腹水自行消失。腹水通常经淋巴途经横膈通道渗至胸腔，因为右侧横膈淋巴丰富，所以胸水多发生于右侧。

卵巢性索间质肿瘤还包括颗粒细胞瘤和卵泡膜细胞瘤。这两种肿瘤都为功能性肿瘤，能分泌雌激素，也都可见麦格氏综合征。颗粒细胞瘤为低度恶性肿瘤，50岁左右女性患病最多，占卵巢肿瘤的3%～6%。因能分泌雌激素，故有女性化作用，青春期前可出现假性性早熟，生育年龄易引起月经紊乱，绝经后女性则有子宫内膜增生过长，甚至发生腺癌的可能。卵泡膜细胞瘤发病率约为颗粒细胞瘤的1/2，基本上属良性，但有2%～5%为恶性。多数发生于绝经后，40岁前少见。该瘤可分泌更多的雌激素，故女性化症状比颗粒细胞瘤显著，常合并子宫内膜增生过长甚至子宫内膜癌。

因为卵巢性索间质肿瘤大多为实性，所以应注意与恶性卵巢肿瘤区别开来。恶性卵巢肿瘤早期多无自觉症状，出现症状时往往病情已到晚期。由于肿瘤生长迅速，短期内可有腹胀、腹部肿块及腹水。卵巢恶性肿瘤患者症状的轻重取决于：

①肿瘤的大小、位置，侵及邻近器官的程度。

②肿瘤的组织类型。

③并发症是否存在，肿瘤如向周围组织浸润或压迫神经，可引起腹痛、腰痛或下肢疼痛；若压迫盆腔静脉，可出现下肢浮肿；若为功能性肿瘤，可产生相应的雌激素或雄激素过多的症状；晚期患者则产生显著消瘦、严重贫血等现象。妇科检查阴道后穹隆可以触及散在性质硬结节，肿块多为双侧性、实性或半实质性，表面高低不平，固定不动，常伴有血性腹水。有时在腹股沟、腋下或锁骨上可触及肿大的淋巴结。治疗以手术为主，辅以放疗和化疗。

小郭被收住院，做了手术。医生在术中看到小郭的右侧卵巢呈灰白色，实性，极硬，子宫及左侧附件和右侧输卵管正常，并有少量腹水，医生切除了她的右侧输卵管和卵巢，并取了少量腹水送病理分析，手术很顺利，术后病理证实小郭患的是卵巢纤维瘤，腹水中未发现癌细胞。

小郭术后复查胸片超声波，发现胸水及腹水全部消失。小郭高兴极了。

子宫腺肌病引发的包块

吕女士，43岁，20年前足月自然分娩一子。产后前10年用避孕环避孕，以后因月经不调将环取出，未再避孕，亦未再怀孕。近几年月经量增多，是以往月经量的两倍；同时经期延长，每次月经持续10～11天；还伴经期腹痛，且逐渐加重。

妇科检查结果是：子宫均匀增大，如孕12周，质硬，活动度尚可，有压痛，双侧附件无异常。医生根据病史、症状及超声检查诊断为子宫腺肌病。

子宫腺肌病指子宫肌层内存在子宫内膜腺体和间质，在激素的影响下发生出血、肌纤维结缔组织增生所形成的弥漫病变。此病多发生于30～50岁的经产妇，约有半数患者同时合并子宫肌瘤。

有关子宫腺肌病的发病原因，多数学者认为子宫腺肌病是基底层内膜细胞增生、侵入肌层间质的结果，近年来通过对子宫标本进行连续切片检查发现，肌层中的异位内膜与宫腔表面的子宫内膜有直接通道相连，故多认为，多次妊娠和分娩时子宫壁的创伤与慢性子宫内膜炎可能是导致此病的主要原因。此外，子宫内膜基底膜下无黏膜下层，故可能在雌激素刺激下向肌层内生长。

经量增多和经期延长，继发进行性痛经，检查摸到均匀增大而质硬的子宫，有压痛，经期压痛尤为显著时，检查血清CA125（一种肿瘤标记物）升高，应当首先考虑子宫腺肌病，此病常在女性多年不孕后出现。

子宫腺肌病可以经手术切除子宫获得治愈，卵巢的去留要根据患者年龄和卵巢有无并发症来决定。

遵从医生建议，吕女士接受了全子宫双卵管切除术，双侧卵巢都正常，故全部保留。术后剖开切下的子宫，发现子宫病灶呈弥漫性，位于后壁，呈均匀性增大，肌壁明显增厚且硬，剖面未见明显的旋涡状结构，其间夹杂有粗厚的肌纤维和微型囊腔，腔隙中见陈旧血液。送病理组织学检查，结果为子宫腺肌病。

吕女士术后恢复很快，休息一段时间之后精神饱满地上班了。

乙状结肠积气和粪块引发的包块

小杨这段时间大便非常干燥，多吃蔬菜和水果，喝蜂蜜水，也不见效。

到医院检查时，医生发现她的腹部很胀，盆腔左侧摸到一个质软、活动，形态不规则的管状肿块，子宫及右侧卵巢、输卵管正常，左侧的摸不清楚。医生建议她做超声波检查以协助诊断。

超声波检查发现子宫及双侧附件都是正常的，那么盆腔左侧的包块是什么呢，是粪块？医生给小杨用甘油灌肠剂一支灌肠，待大便全部自然排出后，再做妇科检查，却发现盆腔左侧包块不见了，结果虚惊一场，小杨的左下腹包块是粪块，是由于她的大便干燥造成的。

由于结肠和小肠紧邻女性生殖器官，因此，摸到粪块或肠腔积气容易让人误认为是生殖道肿块。

膀胱膨胀引发的包块

小高前一段时间刚做完卵巢囊肿摘除术，上班后一周就赶上了普查，这倒是省得去医院复查了。

　　小高最近有些尿急和尿痛，医生给她做盆腔检查时，发现她的耻骨上正中有个囊性肿块，约5厘米×6厘米×7厘米大，而且有压痛，子宫及双侧附件摸不清楚。医生怀疑是膀胱充盈，嘱咐她解完小便再来检查。问题是小便时，小高因为觉得疼痛只排出一点儿尿来。无奈，医生请她到医院导尿后再查。

　　来到医院，小高向妇科医生说明了情况，医生趁她膀胱有尿，给她做了超声波检查，结果显示其子宫及双侧附件都正常，膀胱内没有异常发现。导尿后做尿常规检查及尿培养，尿常规检查见大量白细胞。医生诊断为尿潴留、膀胱炎、尿道炎。

　　功能性或梗阻性膨胀的膀胱可以被误认为盆腔正中的肿块。尿潴留可以因为患者在检查前没有排空或者继发于膀胱张力缺乏及机械性梗阻所致。膀胱张力缺乏常见于产后不久和盆腔手术后，患者为了避免膀胱炎和尿道炎引起的排尿疼痛而发生自发性尿潴留。机械性梗阻可见于多种疾病，最常见的是发生在侵犯膀胱三角区或尿道的生殖道肿瘤。

阑尾炎和阑尾脓肿引发的包块

　　小林平时身体很好，可是近日有些厌食，并且伴有恶心及呕吐。开始她怀疑自己是怀孕了，可是月经一直规律，又刚过去20天，不应该呀！为了安全起见，她查了尿酶免，结果是阴性。但她总是感觉肚子不太舒服。

　　一天晚上她的肚子突然疼痛，为痉挛性右下腹痛，体温38.2℃。本想到医院去看急诊，还没出门，肚子又不痛了，她以为是肠痉挛，就睡觉去了。

早晨刚一到单位，小林的肚子又痛了起来，立即被同事搀扶着来到医院妇科。

医生给小林认真做了妇科检查，后穹隆没有触痛，拨动宫颈没有疼痛，子宫及左侧附件正常，子宫右上方摸到一个囊性包块，边界不清，压痛阳性。是右侧输卵管卵巢脓肿，还是阑尾脓肿？诊断不明确。医生又请外科会诊。

外科医生检查发现她的右下腹压痛、反跳痛及腹肌紧张都较明显，腰大肌征及闭孔肌征都为阳性，初步诊断为阑尾炎，但也不排除阑尾周围脓肿、右侧输卵管卵巢脓肿的可能性。

阑尾炎是腹部最常见的外科疾患，约7%的阑尾炎患者可以扪及肿块，这可能是阑尾炎被网膜或者小肠袢包裹，或是形成了阑尾脓肿。阑尾脓肿是由于阑尾急性破裂继而腹腔内脓液被包裹后形成的。

阑尾炎可发生在任何年龄组，但常见于20～30岁的青壮年。而阑尾脓肿则常见于儿童或40岁以上的患者。对这一年龄组的患者，诊断与治疗上的困难可能是造成阑尾脓肿发病率增高的原因。

有关阑尾肿块的治疗，临床上的意见不一致，有学者主张立即手术引流脓肿并进行阑尾切除术，特别是在术前诊断不明确时；另一些学者提倡期待治疗，包括胃管吸引，补充水、电解质，使用大剂量抗生素及密切观察。在观察期间，应仔细监测生命体征、白细胞计数及肿块大小的改变。如果患者病情恶化或肿块增大，应立即手术引流。如患者情况好转，于保守治疗结束3～6个月后再进行阑尾切除术。

因为小林的病情诊断尚不十分明确，外科大夫在请妇科大夫到场的情况下给她做了手术。术中发现是阑尾脓肿，约5厘米×6厘米×7厘米，阑尾易游离，同时进行了切除。术后放置了引流管，使用了头孢类抗生素及灭滴灵静脉点滴。由于小林的身体素质不错，恢复很快，腹部伤口愈合也很好，术后7天就痊愈出院了。

阴道囊肿有碍性生活吗

　　某医院的领导非常重视女医生及护士的身体状况，故决定对全院女职工进行全面身体检查，当查到妇科时，发现了一个平时较少见的病例。阴道前壁靠近尿道口处有一个囊性肿块，约3厘米×3厘米×3.5厘米大小，活动，没有压痛，表面光滑。何大夫将其诊断为阴道囊肿。

　　阴道囊肿一共分为三类。

　　①中肾管囊肿：来源于中肾管残余。沿中肾管行走部位，多位于阴道的前壁或侧壁。囊肿大小不一，单发或多发，甚至成串。囊壁菲薄，被覆立方上皮或柱状上皮。囊内为浆液性透明液体。

　　②副中肾管囊肿：来源于副中肾管残余。约占阴道囊肿的半数，常位于阴道下1/3，阴道前庭为好发部位。囊壁为单层分泌黏液的高柱状上皮。

　　③包涵囊肿：由于分娩时阴道黏膜受损，或阴道手术时黏膜碎片被埋于阴道壁内。阴道表面伤口愈合后，此黏膜碎片继续生长，形成囊肿。常位于阴道下段，后壁较前壁多见，囊壁薄，被复层鳞状上皮覆盖。囊内有黄白色脱屑物质。

　　根据分析，患者可能是阴道包涵囊肿。

　　阴道囊肿一般没有症状。但当囊肿较大时，会引起异物感；囊肿破裂时，会从阴道流出清亮或血性黏液。

　　一般阴道囊肿不影响性生活，性生活时丈夫没有什么特殊感觉，性生活过后患者本人也没有明显不适。

治疗上，如果囊肿增大，影响性生活或坐位时出现不适症状，一般可行经阴道囊肿剥除术。

这个女职工在全身静脉麻醉下做了阴道囊肿摘除术。手术进行得非常顺利，预后良好，几天后患者就愉快地出院了。

阴道口外的包块是什么

李老太太，72岁，身体硬朗，只是有咳嗽的老毛病。她一共生了7个孩子，孩子们对她都很孝顺。她非常满足，一天到晚总是挂着笑容。

可是近日李老太太有些变了，总是有些不耐烦，还叉着腿走路，不敢久坐，一副痛苦不堪的样子。孩子们关心地问她是怎么回事，她也不说。这一天，她最喜爱的小女儿回家看望母亲，吃完晚饭，她们聊了起来。女儿看李老太太高兴，趁机问母亲为什么最近总是唉声叹气，李老太太才将自己的这个秘密告诉了女儿。

原来，前些天李老太太在晨练回家的路上，感觉到外阴部有个东西磨得难受，到家后赶忙上厕所查看，用手一摸，外阴部有个大肉球，她吓了一大跳，她不知道这是什么东西。李老太太累极了，躺在床上睡了一会儿，醒后睁开眼，下意识地用手再摸阴部，唉，那个大肉球怎么没有了？她以为刚才是在做梦，就放下心来。可是，接连几天又发生了同样的事情。走路多了、累了及咳嗽的时候，肉球就跑了出来，躺在床上休息一会儿，它自己就缩了回去，而且用手也能够把它给送回去。还憋不住尿，尿的次数也增多了，一会儿就得去趟厕所。她觉得挺不好意思，就没跟别人说。

女儿听了母亲的这些话后，埋怨道，这是得了妇科病，有什么不好意思的呢？第二天，小女儿就带母亲来到了医院妇产科，向医生详细叙述了病史。医生在给李老太太检查时，发现她的阴道前后壁都略膨出于阴道口，子宫颈及部分子宫体都脱出了阴道口外，就告诉李老太太的女儿，李老太太是得了子宫脱垂及阴道前后壁膨出。

子宫在正常情况下位于盆腔中央，呈倒置的梨形，前面是膀胱，后面是直肠，两侧是输卵管和卵巢。当子宫从正常位置沿阴道下降，子宫颈外口达坐骨棘水平以下，甚至子宫全部脱出于阴道口外的时候，叫作子宫脱垂。常伴发阴道前、后壁膨出。

什么情况下容易得子宫脱垂呢？分娩损伤是子宫脱垂的主要原因。在分娩过程中，骨盆底组织极大伸张，甚至部分筋膜、韧带及肌肉组织受损。分娩过后如较早参加体力劳动，尤其是重体力劳动，就使已极度撑胀的盆底组织难以恢复正常张力而引起子宫脱垂。另外，营养不良，使子宫周围结缔组织减少，或长期慢性咳嗽，经常超重负荷，如肩挑、长期站立、举重等都容易导致子宫脱垂。

子宫脱垂可以分为三度：

Ⅰ度轻型：子宫颈距处女膜缘少于4厘米，但未达处女膜缘。

重型：子宫颈已达处女膜缘，但未超过处女膜。

Ⅱ度轻型：子宫颈已脱出阴道口外，但子宫体仍在阴道内。

重型：子宫颈、部分子宫体已脱出阴道口外。

Ⅲ度：子宫颈及子宫体全部脱出阴道口外。

虽然李老太太得的是子宫脱垂Ⅱ度重型，但因为她的身体较好，能够耐受手术，所以医生将她收住院，经过阴道切除了子宫，并进行了全盆底重建手术。手术进行得非常顺利，术后恢复也很好。出院后，李老太太又神采奕奕地加入到晨练的队伍中去了。

前庭大腺为什么反复长脓包

一位30多岁的患者，来到苗医生面前，诉说自己的阴部左侧长了一个脓包，又痛又烧得慌，反复多次。第一次长脓包时，去了一家小医院治疗，医生给开了一刀，放出不少脓，换了几次药，伤口就长好了。可是，过了些日子，又长了起来，并且自己鼓出了头，又破了，流出不少脓血。这样反复3次在同一个地方长脓包，她觉得不大对劲，就赶紧到大医院来诊治。

苗医生请患者上了检查床，发现其左侧大阴唇下方皮肤红肿、发热，压痛明显，而且有波动感，脓肿直径4厘米～5厘米，表面皮肤变薄。苗医生告诉患者这是前庭大腺脓肿。

前庭大腺位于两侧大阴唇下方，腺管开口于小阴唇内侧靠近处女膜处，因解剖部位的特点，在性交、分娩或其他情况污染外阴部时，病原体易侵入而引起炎症。病原体主要为葡萄球菌、大肠杆菌、链球菌及肠球菌等混合感染。急性炎症发作时，细菌首先侵入腺管，腺管呈急性化脓性炎症，腺管口往往因肿胀或渗出物凝聚而阻塞，脓液不能外流、积存而形成脓肿，称前庭大腺脓肿。在急性炎症消退后如腺管堵塞，分泌物不能排出，脓液逐渐转向清液而形成囊肿，有时腺腔内的黏液浓稠或先天性腺管狭窄排液不畅，也可以形成囊肿。

患者急性炎症时要卧床休息，可取前庭大腺开口处分泌物做细菌培养，确定病原体。根据病原体选用抗生素。此外，还可选用清热解毒的中药，局部用热敷或坐浴。脓肿形成后可切开引流并做造口术。这种手术的特点是，必须把里面的囊壁朝外面翻过来，周围缝几针，这样腺体还会照样分泌液体，但是再也不会复发了。单纯切开引流只能暂时缓解症状，切口闭合后，仍可以形成囊肿或反复感染。

后来，苗医生把这位患者收入了病房，到手术室给她做了切开引流及造口术，一切顺利。

阴部受伤后为什么会鼓起来

一天，邢女士表情非常痛苦地来就诊，到诊室后一直不敢坐下来，她说自己在家收拾屋子的时候从凳子上摔下来，正好腿骑跨在椅子扶手上，顿时觉得阴道部位特别疼，一会儿就在左侧外阴部位摸到了一个鸡蛋大小的包块，于是她的家人赶紧送她来医院。经过检查，医生发现邢女士的左侧大阴唇有一个3厘米×3厘米×4厘米大的血肿，皮肤表面紫红色，触痛十分明显。

外阴不慎跌伤，特别是碰撞尖硬物体后，轻者可引起浅层毛细血管破裂，形成紫红色瘀血斑、片状或散在性点状；若深部血管受损，引起活动性出血，则形成血肿，以大阴唇血肿多见。小者指头大，大者鸭蛋大，甚至拳头大。若深部血管出血不止，是因内压增高而破裂所致。发生在阴蒂部位的血肿出血较多。

邢女士是骑跨伤，碰得猛，导致外阴血管破裂形成血肿。皮下瘀血一般不需治疗，轻者数日后自行消退。血肿不大、无活动出血者，可冷敷、压迫止血。若血肿逐渐增大，应切开取出血块，并缝合止血，同时注射抗生素，预防感染。

腹部包块会自行消失吗

李女士和丈夫是对甜甜蜜蜜的小夫妻，婚后不到半年，两个人便有了爱情的结晶。

怀孕4个月的时候，李女士在丈夫的陪同下到医院第一次做了超声波检查。检查结果为双胞胎，胎儿发育正常。可同时还发现李女士的双侧卵巢分别有小囊肿，一个为5厘米×4.2厘米×3.3厘米大小，一个为4厘米×5厘米×6厘米大小。

怀了双胞胎，本是件非常高兴的事，可是李女士和她的丈夫却怎么也高兴不起来。他们一想起李女士的双侧卵巢囊肿就害怕，心情很紧张。

他们向医生说明来意后，医生立即安慰他们说："婚前检查时，不是没有发现有卵巢囊肿吗？所以，这个在怀孕以后出现的卵巢囊肿，一般是黄体囊肿或黄素化囊肿，它们都属于卵巢非赘生性肿瘤。只要不发生破裂或扭转，一般没有症状。因为李女士怀的是双胞胎，滋养上皮分泌大量绒毛膜促性腺激素，刺激卵巢皮质的闭锁卵泡。因卵泡膜细胞对绒毛膜促性腺激素远较颗粒细胞敏感，故多伴发卵泡膜细胞黄素化，最终形成卵泡膜黄素囊肿。黄素囊肿主要见于葡萄胎、绒毛膜癌，但偶尔也可见于红细胞致敏的妊娠和多胎妊娠、妊娠高血压以及正常单胎妊娠。黄素囊肿通常不需要特殊治疗，一般在怀孕12周后就能自然消失。"

李女士和丈夫听了医生这番话后，立刻松了一口气，放下心来。以后李女士妊娠期间定期复查，直至足月，没有任何不适，最后顺利地生下了两个宝贝女儿。产后到医院复查的时候，超声波显示双侧卵巢囊肿已全都消失了。